Enfermería...
más allá del cuidado: Reflexiones desde la experiencia personal

Lic. Humberto Elizalde Ordoñez. Mgs

Coautores
Lic. Narcisa Cumanda Arce Guerrero. Mgs
Lic. Francisca Burgueño Alcalde. Mgs
Lic. Mayela Beatriz Calle Ortiz. Mgs
Lic. Dolores Amparito Rodriguez Sanchez. Mgs

Reservados todos los derechos. No se permite la reproducción total o parcial de esta obra, ni su incorporación a un sistema informático, ni su transmisión en cualquier forma o por cualquier medio (electrónico, mecánico, fotocopia, grabación u otros) sin autorización previa y por escrito de los titulares del copyright. La infracción de dichos derechos puede constituir un delito contra la propiedad intelectual.

El contenido de esta obra es responsabilidad del autor y no refleja necesariamente las opiniones de la casa editora.

Enfermería... más allá del cuidado: Reflexiones desde la experiencia personal
Publicado por Ibukku
www.ibukku.com
Diseño y maquetación: Índigo Estudio Gráfico
Copyright © 2019 **Lic. Humberto Elizalde Ordoñez. Mgs**
ISBN Paperback: 978-1-64086-374-3
ISBN eBook: 978-1-64086-375-0

ÍNDICE

DEDICATORIA	7
DESCRIPCIÓN GENERAL DE LA PROPUESTA:	9
ENFERMERÍA... MÁS ALLA DEL CUIDADO.	
REFLEXIONES DESDE LA EXPERIENCIA PROFESIONAL	9
CAPÍTULO I	
EL PROFESIONAL DE ENFERMERÍA	
EN LA ACTUALIDAD	13
ANTECEDENTES	13
ENFERMERÍA ¿VOCACIÓN?	14
VOCACIÓN y no PROFESIÓN	15
HISTORIA DE LA ENFERMERÍA	16
PRAXIS DE ENFERMERÍA	18
Nivel Hospitalario	18
Nivel Comunitario	18
FUNCIONES DE ENFERMERÍA	19
La Función Asistencial	20
La Función Docente	20
La Función Investigativa	21
La Función Administrativa	21
El grado de dependencia	22
SÍMBOLOS CARACTERÍSTICOS DE LA PROFESIÓN DE	
ENFERMERÍA Y EL JURAMENTO DE CRIMEA	23
Lámpara	24
Uniforme Blanco	25
Cofia	26
Capa	26
Reflexión filosófica del juramento de Crimea	26
PRINCIPIOS BÁSICOS Y EL CÓDIGO DEONTOLÓGICO DE	
ENFERMERÍA.	29
Respetar la individualidad del paciente	29
Mantener las funciones fisiológicas normales	29
Proteger al paciente de causas externas que puedan causar enfermedad	30
Ayuda en la rehabilitación del paciente	30
OBJETIVOS BÁSICOS DE ENFERMERÍA	30
Promover la salud	30
Prevenir la enfermedad	31
Restaurar la salud	31

Aliviar el sufrimiento 32
EL CÓDIGO DEONTOLÓGICO DE ENFERMERÍA 32
CÓDIGO DEONTOLÓGICO DEL CIE PARA LA PROFESIÓN
DE ENFERMERÍA 32
EL CÓDIGO DEL CIE 33
ELEMENTOS DEL CÓDIGO. 33

CAPÍTULO II
EL CUIDADO ENFERMERO EN RELACIÓN A LA FORMACIÓN ACADÉMICA, DESDE UNA PERSPECTIVA REFLEXIVA PRELIMINAR 37

EL CONOCIMIENTO ENFERMERO Y LA PRÁCTICA DEL
CUIDADO 39
ANÁLISIS REFLEXIVO DE LA DUALIDAD ENTRE RACIONALIDAD
TÉCNICA Y LA PRÁCTICA 41
VIVENCIAS HACIA LA PERSPECTIVA DE APRENDIZAJE 43
DECISIÓN DE DIFICULTADES 44
ANÁLISIS REFLEXIVO DE LA RACIONALIDAD TÉCNICA 45
APLICACIÓN DEL CURRÍCULO SEGÚN LA RACIONALIDAD
PRÁCTICO-REFLEXIVA 47
ACONTECIMIENTO GNOSEOLOGÍA DE LA ACCIÓN 48
INTERVENCIONES OBJETIVAS EN LA FORMACIÓN
PRÁCTICA 49
EJEMPLOS Y PERICIAS PARA LOS FORMANDOS EN ENFERMERÍA.
HACIA UNA PRÁCTICA REFLEXIVA. 54
VIGILANCIA CLÍNICA 55
EJERCICIO PRE-PROFESIONAL DIARIO 57

CAPÍTULO III
REPRESENTACIÓN HISTÓRICA DE LAS TEORÍAS DE ENFERMERÍA 61

Durante los años 1860 hasta 1959 61
Durante los años 1960 hasta 1969 61
Durante los años 1970 hasta 1979 61
COMPONENTES DE LOS MODELOS CONCEPTUALES 62
Persona 63
Entorno 63
Salud 63
Cuidados de enfermería 64
TEORÍAS RELEVANTES 64
Florence Nightingale y su postulado: "TEORÍA DEL ENTORNO" 64

Virginia Henderson y su postulado: "DEFINICIÓN DE
ENFERMERÍA". 65
Faye Glenn Abdellah y su postulado: "TEORÍA DE TIPOLOGÍA
DE LOS PROBLEMAS DE ENFERMERÍA" 66
Dorothea Orem y su postulado: "TEORÍA GENERAL DE LA
ENFERMERÍA" 68
La Teoría del autocuidado 69
La teoría del déficit de autocuidado 69
Martha Rogers y su postulado: "MODELO DE LOS PRINCIPIOS
VITALES" 70
Calixta Roy y su postulado: "MODELO DE ADAPTACIÓN" 71
Dorothy Johnson y su postulado: "MODELO DE SISTEMAS
CONDUCTUALES" 73
Hildegard Peplau y su postulado: "MODELO DE RELACIONES
INTERPERSONALES" 75
Lydia Hall. y su postulado: "MODELO DEL NÚCLEO, EL
CUIDADO Y LA CURACIÓN" 77
Imogene King y su postulado: "TEORÍA DEL LOGRO DE METAS"
78
Myra Estrin Levine y su postulado: "MODELO DE LA
CONSERVACIÓN" 79
Patricia Benner y su postulado: "MODELO DEL APRENDIZ AL
EXPERTO" 80
Linda Carpenito y su postulado: "MODELO BIFOCAL" 83
LOS ENFERMOS/AS NO SOMOS VOCACIÓN,
SOMOS ESTUDIO Y RELACIÓN SOCIAL 83

CAPÍTULO IV
ESTRÉS LABORAL EN EL PERSONAL DE ENFERMERÍA 87
El cuerpo con estrés 89
Recomendaciones para enfermeras/os en situaciones estresantes 89
Técnicas rápidas experienciales para mejorar las situaciones de estrés 91
Implicación emocional en la práctica de enfermería 91
Relación interpersonal 91
Aplicación del modelo de Callista Roy como herramienta
para favorecer procesos adaptativos al estrés 92
Modos adaptativos de Roy, en el afrontamiento del estrés 93

BIBLIOGRAFÍA 97

DEDICATORIA

A mi padre, Lino Víctor Hugo,
con su apoyo he cumplido metas.
A la memoria de Gloria Ulda,
con carácter fuerte, pero llena de comprensión.
A mis hermanas, siempre con cariño.
Humberto.

"A Dios, mi nucleo princial, hijos y nieta,
que rodean mis espacios de paz y armonia,
con gran esfuerzo he cumplido una nueva meta"
Narcisa Eugenia

El presente libro está dedicado a mi familia
por haber sido mi apoyo a lo largo de toda mi carrera
y a lo largo de mi vida. A todas las personas especiales
que me acompañaron en esta etapa,
aportando a mi formación profesional y como ser humano.
Amparito.

A Jorge, mi esposo, por sus 31 años
de completa felicidad a su lado.
A mis hijos Adrián y Jessica, la empatía de amor y cariño.
A la memoria de mi hija Gabriela.
Mayela.

A Pedro, mi esposo, por su tiempo,
comprensión y colaboración para el crecimiento profesional.
A mis hijos Camila y Agustín,
por ser el motor que me alienta a superarme día a día.
Francisca.

DESCRIPCIÓN GENERAL DE LA PROPUESTA

ENFERMERÍA... MÁS ALLA DEL CUIDADO REFLEXIONES DESDE LA EXPERIENCIA PROFESIONAL

a) **Objetivo del texto.**
Ofrecer a los/las estudiantes y profesionales de enfermería, un texto basado en reflexiones experienciales de manera clara y sencilla, sobre temas inherentes a la ciencia de la enfermería, con la finalidad de enfocar el nivel elevado de actuación y participación en el equipo de salud.

b) **Área de conocimiento.**
Salud – enfermería.

c) **Cinco palabras clave.**
Enfermería - Reflexión - Cuidado - Entorno - Persona.

d) **Audiencia a la que va dirigida.** Estudiantes de la Carrera de Enfermería.
Personal docente de la Carrera de Enfermería.
Profesionales de enfermería en general.

e) **Presentación general del texto.**
Enfermería más allá del cuidado. Reflexiones desde la experiencia profesional. El contenido del libro, separado por segmentos, consta de cuatro capítulos, orientados desde las experiencias vividas y la explicación personal de cada uno. El capítulo primero brinda en la introducción, un balance de temas secuenciales; las generalidades de la enfermería a través de conceptos y relaciones básicas para entender el razonamiento. Habilidades, destrezas y actividades propias de trabajar de los/las enfermeras/os. La vocación de servicio, la acción y la función, los símbolos característicos y sus significados, el código deontológico. El capítulo segundo, desde la reflexión y el análisis, determina el cuidado enfermero de la formación académica y el rol que cumplen los docentes en aula y en los espacios reales de

práctica pre profesional, la práctica del cuidado, las estrategias entre la práctica y la teoría; vivencias del aprendizaje, emociones y frustraciones, uso del diario de campo y análisis de casos. El capítulo tercero fundamenta con el análisis personal, el saber de las teorías de enfermería desde la representación histórica, componentes conceptuales, teorías relevantes que, en relación a su utilización en todo el proceso, son importantes porque le dan a la profesión un alto nivel de complejidad. El capítulo cuarto, aborda el estrés laboral que afecta a enfermeras y enfermeros, en todos los espacios donde desempeña sus funciones. Los factores estresantes y estresores, las consecuencias y los resultados del desequilibrio. El texto está dirigido a los docentes y estudiantes de la Carrera de Enfermería. Además, servirá a los docentes como guía al momento de plantear y emplear habilidades en las diferentes asignaturas de la malla curricular y a los estudiantes para despejar dudas y a otras personas interesadas en utilizar los temas planteados. En el conocimiento creciente de las ciencias de la enfermería, los tópicos presentados tienen la particularidad reflexiva, sobre el cuidado, el aprendizaje basado en experiencias, el estrés de enfermería, el análisis de los modelos conceptuales, la humanización y deshumanización y la atención primaria de la salud. El uso adecuado de conceptos, constituye la piedra angular de desafíos científicos en el área de la enfermería; se modifican situaciones de acuerdo al espacio laboral, sin embrago, la esencia es la misma la satisfacción y el equilibrio en el mantenimiento y restablecimiento de la salud. El interés profundo de la realización de esta obra, es colaborar con nuestros estudiantes y otros colegas que necesitan fuentes de consulta y emprender procesos de investigación. El texto comprende en síntesis la relación de la enfermería con su espacio globalizado de atención como fuente principal, saber reflexionar y autocriticar, para continuar creciendo y ubicando la profesión en el más alto nivel.

f) **Ventajas competitivas del texto.**

Los espacios laborales de quienes hacemos enfermería son muy amplios y la gran mayoría de textos publicados, hace referencia al cuidado. Sin embargo, en esta obra, la temática va centrada en puntos muy poco tratados en las aulas universitarias, desde la reflexión y el análisis personal. Realizado por enfermeros y enfermeras para nuestros estudiantes y colegas, con contenidos de fácil entendimiento. Es un aporte literario a quienes les interesa y guía de consulta rápida, para satisfacer la sed de conocimientos.

g) **Enfoque temático para desarrollar.**

CAPÍTULO I
EL PROFESIONAL DE ENFERMERÍA EN LA ACTUALIDAD

LA ENFERMERIA ES UNA CARRERA QUE REQUIERE EMPATIA, VOCACIÓN Y DESEO, YA QUE SE TRABAJA CON PERSONAS Y NO CON OBJETOS
(ÉDGAR LOERA ALVARADO)

ANTECEDENTES

La evolución de las ciencias de la enfermería es el resultado concordante del proceso formativo y el interés por adentrarse a cualificar todas las perspectivas individuales, aplicar el uso de teorías y métodos científicos, con características propias de la profesión.

El desarrollo sostenible del ambiente permite evidenciar al profesional de enfermería, sus conocimientos para sustentar con enfoque humanista, tecnológico, científico y social; los cuestionamientos del ser humano, la familia y la comunidad.

El conocimiento de la enfermería, plasma su evolución en un colectivo esencial a fin de establecer un lenguaje universal en el cuidado de la salud. Las circunstancias actuales permiten orientar las actividades con fundamentos, adoptando un pensamiento favorecedor y potenciador de todas las actividades que realiza el profesional de enfermería en el mundo moderno.

Las competencias profesionales avanzan gracias a la utilización del método científico, inductivo y deductivo, en la valoración holística, contribuyendo a la complejidad del pluralismo pragmático del desarrollo de las interacciones del proceso salud-enfermedad, convirtiéndose en un estilo dinámico satisfactorio para promover la salud, prevenir la enfermedad, restaurar la salud y aliviar el sufrimiento.

Cuando el profesional de enfermería determina lo mejor para el paciente y responde acertadamente a satisfacer sus necesidades, se convierte en un ser competente y científico. El mundo moderno lo incita a la evolución a fin de desarrollar sus habilidades de comunicación, controlar las situaciones y valorar al paciente.

Los cambios sociales y las necesidades de cuidados y autocuidados gobiernan los esfuerzos por identificar desde la percepción.

El ejercicio profesional en el ámbito hospitalario, comunitario y domiciliario se relaciona con las habilidades y destrezas, pero el saber científico como método de aplicación del cuidado, implica justificar la atención desde el uso teórico de las asignaturas básicas, seguidas por las asignaturas complementarias y por las asignaturas profesionales. Esto significa el conocimiento profundo de lo esencial, lo básico y lo profesional, para determinar lo amplio de la valoración y la aplicación del proceso de atención de enfermería.

Conocer al ser humano desde la perspectiva holística, la comunidad desde un diagnóstico situacional, para caminar hacia el cambio de la imagen del/la enfermero/a en demostrar las acciones teóricas y científicas aprendidas en el aula y desarrolladas por la experiencia en la solución de conflictos de salud personales y comunitarios. Las experiencias vividas son evidencias enriquecedoras resultantes de la práctica diaria.

ENFERMERÍA ¿VOCACIÓN?

¿Qué es la vocación? Según la Real Academia de la Lengua: "Del latín Vocatio, Onís". acción de llamar coloquialmente. Se refiere a la "Inclinación a cualquier estado, profesión o carrera. Lejos de ser la inspiración con la que Dios llama a algún estado, especialmente al de religión, primera acepción de la palabra". (1)

Los profesionales de enfermería cuidan, alimentan, ayudan a satisfacer necesidades y protegen, sin minimizar su preparación universitaria. Son cualidades definitorias, no ejecutadas por otros profesionales. Muchos enfermeros/as, cuando iniciaron el estudio, seguramente descubrieron en la enfermería una disciplina con un gran abanico de posibilidades laborales, desmembrando lo vocacional de lo científico, aunque socialmente persista la concepción.

Los profesionales de enfermería, valoran sus acciones sobre el ser humano en una sociedad con un impresionante desarrollo. Por ende, la responsabilidad se manifiesta en atender al ser humano desde las dimensiones física, psíquica y de relación. Y la "vocación" no pierde su esencia; al contrario, se fundamenta con el nivel teórico avanzado.

Solamente una verdadera vocación se conjuga con el hacer por los demás, sin reparar en expiaciones y contribuir con conocimientos adquiridos previos, en la ejecución del proceso de atención de enfermería.

En los espacios universitarios, no es factible determinar si el formando está por vocación o por un motivo diferente. En este mundo globalizado y materialista, se puede analizar como un interés por lograr el objetivo de alcanzar una profesión altamente remunerada y con espacios laborales muy amplios, pero haciendo hincapié en describir la "llamada a la enfermería". Cada involucrado/a debe sentirla y vivirla como realmente una "llamada." A varias/os profesionales les produce malestar o confusión, al atribuirle la acepción de:

VOCACIÓN y no PROFESIÓN

La filiación espiritual no la poseen todos los profesionales de la enfermería y, por lo tanto, de la abnegación, sacrificio y caridad, surgen expresiones simplistas. "Cuidar", se lo relaciona con los factores que inciden en la atención hospitalaria y/o comunitaria.

En conclusión, la enfermería es una profesión altamente fundamental de atención al ser humano con alteración de la salud, en la cual la entrega hacia el enfermo es actuar con conocimientos teóricos científicos, contar con todas las habilidades y destrezas respetando las creencias de cada individuo, manteniendo el equilibrio entre el cuidado humanizado y el respeto por la dignidad humana.

HISTORIA DE LA ENFERMERÍA

La enfermería, en sus inicios, fue considerada una actividad netamente de caridad y servicio voluntario.

Es la historia la clave para entender la evolución y el entendimiento de la profesión. Como resultado del avance de la sociedad y de las técnicas terapéuticas, los eslabones escalados permitieron lograr el nivel de profesión sanitaria a la cual la OMS define así:

"La enfermería abarca la atención autónoma y en colaboración, dispensada a personas de todas las edades, familias, grupos y comunidades, enfermos o no, y en todas circunstancias. Comprende la promoción de la salud, la prevención de enfermedades y la atención dispensada a enfermos, discapacitados y personas en situación terminal". (2)

Refiriéndose a la definición anterior, la atención autónoma básicamente son espacios ganados desde la praxis en los campos abiertos por el conocimiento científico adquirido, direccionando la atención en todos los grupos etarios, sin discriminación, actuando con calidad y calidez y enfocados en todos los niveles de atención.

Considerar la enfermería como arte y no como ciencia, limita la disciplina a una irrealidad de desigualdad sobre las otras profesiones de la salud. Las teorizantes, con sus postulaciones, consiguieron la integración de la profesión demostrando las funciones independientes, interdependientes y dependientes, ejecutadas con el cuidado y la utilización del método científico, asociados a la tecnología y a la actividad de otros profesionales de la salud.

El método científico dotará a la enfermería de todos los lineamientos característicos en la atención, promoción, prevención, recuperación y rehabilitación, permitiendo su independencia y reconocimiento total.

Considerando a Florence Nightingale, en la génesis de la enfermería moderna añadió en su teoría el entorno y creía que los enfermos se beneficiarían física y mentalmente de las mejoras del entorno. Los/as profesionales de enfermería con la promoción y la prevención de la salud, consiguen perfeccionar el nivel de las comunidades a las cuales les ofertan la atención primaria y a nivel hospitalario. Permitió con su teoría elevar incluso la visión de las propias enfermeras/os, sobre el nivel de atención en los hospitales considerados antiguamente como antesala de la muerte, surgiendo la organización y la administración de enfermería adecuando los espacios con conocimientos oportunos, eficaces y veraces, obtenidos de la investigación y la utilización del método científico en enfermería.

Por lo tanto, el "arte de cuidar", quedó desplazado por todo el prestigio de las tareas realizadas y encaminadas al mejoramiento científico-tecnológico alcanzado en la función de la enfermería. Y decir con seguridad que la enfermería, en la aplicación del método científico en los procesos mórbidos y no mórbidos de salud, enfoca su espacio profesional a la promoción, prevención y recuperación en el ámbito hospitalario y comunitario.

Asumiendo con responsabilidad el uso del Proceso de Atención de Enfermería, explayando su filosofía científica, comprendiendo la búsqueda constante de conocimientos, determinando el pensamiento abstracto sobre los fenómenos como elemento de interacción interpersonal, con el uso de técnicas vinculadas al respeto; la integración y el juicio crítico, imaginativo y creativo, hacia el bien del ser humano. En este proceso están implícitas las ciencias y la práctica en la asistencia humana.

PRAXIS DE ENFERMERÍA

Enfermería, disciplina con conocimientos propios y responsabilidades definidas y reconocidas en dirigir, planificar, organizar, controlar y ejecutar los servicios en el ámbito de la salud, tiene campos de acción muy amplios a nivel hospitalario y a nivel comunitario.

Nivel Hospitalario
El cuidado se centra en la preconsulta, atención en hospitalizados, de poca, mediana y alta complejidad, hasta la post-consulta, en donde el usuario va con las orientaciones.

Nivel Comunitario
Su acción está encaminada a la promoción, prevención, atención directa, recuperación-rehabilitación de la salud del individuo, la familia y la comunidad.

La participación independiente, interdependiente y dependiente con el resto del equipo de salud, en todos estos momentos se consideran como intermediarios entre los profesionales médicos y entre sus familiares y el propio enfermo.

El campo hospitalario es amplio y diverso, surgen las especialidades de enfermería y las competencias profesionales se diferencian desde la especialidad, no desde la perspectiva del cuidado de enfermería; la atención y el cuidado que brindan a los enfermos es de modo individualizado.

En el campo comunitario, la acción de enfermería tiene mayor independencia de actuación. Los conocimientos teóricos y las habilidades prácticas se aplican como estrategias a fin de promover, mantener y restaurar la salud de la población, involucrando a la misma gente (comunidad), orientando en estilos de vida con enfoques multidisciplinarios; es decir, la población es el todo, el uso de estrategias fundamentando la naturaleza de su práctica, con caracteres integradores desde la situación adversa y el proceso para su mejoramiento con la participación interdisciplinaria, contribuyendo con la sociedad en el aspecto de solidaridad, justicia social e igualdad de oportunidades.

Resumiendo, la acción de enfermería en ambos campos es organizativa, participativa y social, en bien de la recuperación individual o comunitaria.

FUNCIONES DE ENFERMERÍA

El perfil, las competencias y la calidad humana del profesional de enfermería ha evolucionado en su contexto histórico, considerando su enfoque en la acción social y humanitaria, permitiendo transitar aceleradamente sobre otros grupos de profesionales de la salud, con el uso de los modelos conceptuales teóricos, la base y el fundamento científico en los procesos de salud-enfermedad, subyugando determinadas ideologías dogmáticas que definían el quehacer profesional a lo empírico y carente de ciencia. Por lo tanto, las funciones profesionales son específicas y se detallan a continuación:

- Asistencial
- Docente
- Investigación
- Administrativa

La Función Asistencial

Las sensaciones de dolor, náuseas, malestar, de afecto y otras alteraciones orgánicas y psicológicas están inducidas a buscar alivio. Es importante en la función asistencial reconocer cómo vive cada persona el proceso de salud-enfermedad, cómo reacciona y qué conciencia tiene para asimilarlo. Por eso, se direcciona en satisfacer las necesidades básicas del individuo, aplicando la valoración por patrones funcionales y la elaboración de los diagnósticos de enfermería en los procesos patológicos de recuperación, tratamiento y/o control. La parte asistencial hospitalaria se enfoca en las actividades de mantenimiento y recuperación. En resumen, se atienden las necesidades básicas y se aplican cuidados para la reducción de lesiones causadas por el proceso patológico y la atención y asistencia holística estará presente en todo aquello que es débil e inseguro, para reforzar los aspectos positivos de la persona.

La parte asistencial comunitaria es la promoción y prevención, con énfasis en buscar y aplicar estrategias, planteándose objetivos con los programas ofertados en las unidades operativas.

La Función Docente

La ciencia de la enfermería tiene postulados teóricos propios, con necesidad de trasmitirla. En los cambios constantes de nuestra época, la docencia en enfermería debe plantearse objetivos basados en promover la inteligencia del estudiante, a través de la participación y la información, utilizando modelos educativos acordes al aprendizaje y la dialéctica como fuente directa de la capacidad de respuesta. Depende del profesor adoptar efectivamente las condiciones particulares en un contexto determinado, considerando los escenarios de reunión como son las aulas, los laboratorios de simulación o las unidades operativas, con la finalidad de fomentar un aprendizaje significativo y una participación académica de calidad.

La Función Investigativa

La función de investigación en enfermería, es una modelo de interés dirigido al perfeccionamiento de los avances de la experiencia competitiva en el área de la salud, perfeccionando el conocimiento enfermero existente y fomentando y fundamentando otros nuevos con la intención de desarrollar competencias generadoras de soberanía y lograr un campo de sapiencias propias. ¿Cuáles son las funciones y las responsabilidades del enfermero investigador? Son varias, como desarrollar protocolos en investigación, recoger datos y generar informes de seguridad. Un/una enfermero/a es el eje central en los procesos de investigación, es el punto de contacto porque siempre está para responder las interrogantes que le plantea su ejercicio laboral diario.

La función de investigación está muy ligada a la función docente. La investigación enriquece el conocimiento, la investigación es un objetivo para desarrollar habilidades innovadoras para motivar el proceso científico metodológico de la investigación en salud.

La Función Administrativa

Administrar es intervenir seriamente sobre un régimen general y cada uno de los subsistemas que lo componen, con la intención de conseguir determinados efectos. Es una diligencia vinculadora que permite aprovechar la capacidad y esfuerzos de todos los integrantes de una organización, dirigiéndolos racionalmente hacia el logro de unos objetivos comunes. Los niveles de administración de enfermería son:

- Nivel de gestión.
- Nivel básico.
- Nivel intermedio.

La administración es una función universal en todos los espacios de la vida y en enfermería es un período permanente de organización, aplicándose al enfoque directriz que inicia desde el proceso funcional de una unidad, hasta la protocolización de los cuidados del paciente, utilizando el Proceso de Atención de Enfermería con relación a las fases de la administración, que son planeación, organización, selección de personal, dirección y control. La administración es anticiparse a las necesidades para lograr objetivos propuestos y para eso se deben elaborar estrategias tendientes a cumplir las metas deseadas. La particularidad de la administración en enfermería es el uso de diagramas, indicando en ellos las funciones, las responsabilidades y las jerarquías de un determinado servicio que presta salud. La administración favorece el ejercicio profesional de las/los enfermeras/os porque les permite mantener sus competencias organizadas poseyendo conocimientos y habilidades para ejecutar las labores del rol que desempeñan en su trabajo. Los logros conseguidos gracias a la administración son varios, entre ellos, permitir el acoplamiento entre el cuidado y el sistema de salud con la realización de normas y técnicas administrativas. Organizando estructuras del cuidado, generando informes y registros, tomando decisiones, delegando funciones y actividades, participando en los procesos de evaluación y acreditación de los servicios sanitarios, manteniendo control estricto de materiales, insumos y equipos utilizado y calculando el personal necesario en aras de la salud.

El grado de dependencia

El grado de dependencia hacia otras profesiones que tiene la enfermería, permite describir funciones definidas como:

Independientes
Se ejecutan libremente en los espacios hospitalarios y comunitarios, con responsabilidad para dar cumplimiento a las acciones.

Dependiente
Funciones dadas por un profesional, es decir, delegadas por el médico en calidad de apoyo al tratamiento y la recuperación.

Interdependientes
Son acciones realizadas en conjunto con otros profesionales.

SÍMBOLOS CARACTERÍSTICOS DE LA PROFESIÓN DE ENFERMERÍA Y EL JURAMENTO DE CRIMEA

"Compañeros/as enfermeros/as: El avance de nuestra profesión nos invita a identificarnos no por llevar un distintivo característico, sino por dar todos los días lo mejor en los espacios teóricos científicos y en elevar el nivel del cuidado al enfermo. Es decir, no en parecer enfermeros/as, sino en ser verdaderos profesionales en bien de nuestras responsabilidades".

Actualmente se observa el uso incorrecto del uniforme por parte de los profesionales, se hace caso omiso a la responsabilidad de mejorar su uso. Llevarlo adecuadamente da confianza y socialmente despierta respeto. Mejorar la situación actual sin perder la originalidad de su esencia, puede hoy dar razones de esta evolución.

Partiendo de que la enfermería es tan antigua, como decir: "nació con las enfermedades y por ende con la humanidad", es característico en sus inicios lo empírico y podría considerarse como instintiva por el mismo hecho de nacer en el hogar y de la necesidad de ofrecer bienestar a un ser disminuido en su hemodinamia. En ese trasfondo social, el proceso de experiencias fue limitado y simplemente actuaban con base en el momento, y no se distinguían signos ni símbolos en las personas que practicaban las actividades esenciales empíricas de las acciones de cuidar. Surgen entonces, en el siglo XIX, las primeras personas dedicadas a tiempo completo al cuidado de los enfermos.

Los primeros uniformes están representados por hábitos religiosos usados por los monjes y monjas que cuidaban a los enfermos, asilados en aquellas épocas en hospitales militares o en las iglesias y en aquellas épocas la enfermería no tenía el proceso científico actual, ni era respetable.

Existían varias personas que cuidaban enfermos, para cuya actividad usaban uniformes informales característicos, almidonados con estilos propios de acuerdo con la funcionalidad y el tiempo. En la década de 1800, Florence Nightingale, con su primera Escuela de Formación para enfermeras, orientó la necesidad de un uniforme formal que fuera símbolo de reconocimiento para quienes asistían a su formación.

A partir de aquellas épocas, el uniforme sufrió cambios y modificaciones hasta establecerse universalmente el color blanco y otros distintivos característicos.

Algunos símbolos hoy en día reflejan episodios desconocidos para muchos colegas. A continuación, se hace una reflexión sobre su uso:

- Lámpara.
- Uniforme blanco.
- Cofia.
- Capa.

Lámpara

Es un atributo que forma parte de la labor de enfermería en los años de la Guerra de Crimea. Difundió su uso Florence Nightingale, conocida como la **Señora de la Lámpara**, para alumbrarse en las rondas nocturnas, vigilando a sus pacientes.

Este símbolo muestra la luz que se demanda en todos los actos del cuidado, hace referencia a la irradiación, la prudencia y a la interacción atenta con el paciente.

Figuradamente, hoy la lámpara de los profesionales de enfermería es el conocimiento científico permanente, para que su flama no se extinga.

En el poema "La Dama de la Lámpara", o "Dama con una lámpara", se distingue a los/las enfermeros/as, con un significado muy particular y emotivo simbolismo de identificación profesional:

"Los heridos en la batalla,
en lúgubres hospitales de dolor,los tristes corredores,
los fríos suelos de piedra.
¡Mirad! en aquella casa de aflicción
veo una dama con una lámpara.
Pasa a través de las vacilantes tinieblas
y se desliza de sala en sala.
Y lentamente, como en un sueño de felicidad,
el mudo paciente se vuelve a besar
su sombra,
cuando se proyecta
en las obscuras paredes".
(H. W. Longfellow) (3)

Uniforme Blanco

No es un vestido peculiar y distintivo, es la esencia perteneciente desde los orígenes de la profesión. Su color característico influye en quien lo lleva un comportamiento adecuado, es símbolo de ablución, dignidad y soporte, se refleja el autocuidado. Simbólicamente es el interactuar con la persona y la familia en un contacto de respeto, de sentimientos empatados con la decencia en todos los ámbitos, desde el nacimiento hasta la muerte,

Su uso debe ser exclusivo dentro de las unidades operativas, porque responde a las normas epidemiológicas.

La integración de cualidades se enfoca a poseer disciplina esmerada en satisfacer las necesidades individuales de alma y de cuerpo, permitiendo llevar su uniforme con orgullo y dignidad. (4)

Cofia
Significa el conocimiento científico de un profesional de enfermería, distintivo de responsabilidad, cual es la necesidad de su uso, porque también sirve desde el punto de vista epidemiológico como una medida de barrera para esconder el pelo y que no caiga sobre el campo de trabajo.

Se le atribuye también servicio y lealtad a la profesión. Es de color blanco y sus cintas colocadas a lo largo o de manera horizontal, sirven de distintivos entre los profesionales de enfermería, los estudiantes y otras jerarquías o especialidades. (4)

Capa
En los inicios de la profesión, la capa se confeccionó para que las enfermeras soportasen las bajas temperaturas de las rondas nocturnas, su tela de fieltro les daba esa particularidad.

Su significado es sentir sobre la vida o durante el ejercicio de la profesión, el compromiso con la sociedad de brindar la atención evidenciada en el soporte vital dado a los enfermos.

No es la capa, el color blanco del vestido, la lámpara ni la cofia, lo que le da sentido a la profesión, es quien ejerce quien debe tener sentido de acción a través de su constante aprendizaje de esta noble ciencia. (4)

Reflexión filosófica del juramento de Crimea
"Juro solemnemente ante Dios y en presencia de esta asamblea, llevar una vida pura y ejercer mi profesión con devoción y fidelidad. Me abstendré de todo lo que es perjudicial o maligno y de tomar o administrar a sabiendas ninguna droga que pueda ser nociva a la salud. Haré cuanto esté en mi poder por elevar

el buen nombre de la profesión y guardar inviolable el secreto de las cuestiones que se me confíen y los asuntos de la familia que me entere en el desempeño de mi cometido. Con lealtad, procuraré auxiliar al facultativo en su obra y me dedicaré al bienestar de los que están encomendados a mi cuidado". (5)

El texto que antecede es el juramento para todos quienes hacemos y nos dedicamos a la atención y cuidado de personas con alteraciones en su equilibrio hemodinámico.

Florence Nightingale, con su pensamiento crítico y reflexivo, lo construyó tomando en consideración otros juramentos y códigos éticos para determinados grupos de profesionales, con una mezcla de fe, caridad y aspectos legales asumidos como deberes y derechos a cumplir.

Predomina en su convenio la extensión ética, al momento de escribir *"llevar una vida pura"*, paralela al fervor y constancia en relación de anticiparse siempre a la necesidad del paciente, con atención óptima de calidad y calidez.

En *"abstenerse de todo lo perjudicial"*, se enfoca a minimizar riesgos, a dirigir con énfasis la parte educativa y evitar complicaciones; además, en conocer y hacer el bien en todos los aspectos, conocer las implicaciones léxicas de los términos imprudencia, impericia y negligencia y el principio de beneficencia-no maleficencia.

Al mencionar las palabras *"no dañar"*, resulta ser la naciente regla deontológica de la profesión, determinando que el cuidado va más allá de lo corporal; condiciona los tres aspectos cuerpo-mente-espíritu. Es así como en esta triada holística, se cuide de no dañar ninguno de los tres puntos que hacen la globalidad de un ser humano.

En la frase *"me dedicaré al bienestar de aquellos que están a mi cargo"*, sin distinciones hacer de la labor de enfermería una actividad científica con igualdad de cuidados en todos los seres que llegan a nuestro cuidado, sin condicionamientos. Se presentan conflictos se adoptan medidas, varias veces se agotan recursos, sin embargo, el bienestar de los que están bajo el cuidado será siempre el objetivo real dentro de las tres funciones de la enfermería.

"Guardar inviolable el secreto de las cuestiones que se me confíen y los asuntos de la familia que me entere", sintetiza una labor del secreto profesional, sólo se lo hace con prudencia, estableciendo de forma justa el derecho del paciente y al gran sentido ético del profesional que lo atiende.

Violar la privacidad del diagnóstico y/o de los procedimientos de un paciente, es denigrar la profesión y al profesional que incurre en dicho acto, con riego de recibir demanda por tal acto. Ser prudente y discreto es también un principio fundamental en el personal de enfermería.

"Ayudar al facultativo en su obra". Reconocer que el profesional de enfermería no es la mano derecha del médico y tampoco la sumisión a las indicaciones; al contrario, a partir de las funciones interdependientes desde el rol profesional y colaborar con el médico a conseguir resultados favorables para el paciente. Por tanto, el juramento de Crimea es el sueño hecho realidad de Florence Nightingale, por ser una guía de deberes y derechos, pues su mensaje diáfano, deja un precedente de la profesión con veracidad de cumplimiento, aun en situaciones difíciles.

En definitiva, el cumplimiento del juramento de Crimea es el legado heredado de nuestra fundadora, luego de varios años de esfuerzo y dedicación.

PRINCIPIOS BÁSICOS Y EL CÓDIGO DEONTOLÓGICO DE ENFERMERÍA.

- Respetar la individualidad del paciente.
- Mantener las funciones fisiológicas normales.
- Proteger al paciente de causas externas que puedan causar enfermedad.
- Ayudar a la rehabilitación del paciente. (6)

Respetar la individualidad del paciente

Los seres humanos, inmersos en la sociedad por su condición biopsicosocial, cumplen un rol especifico en bien de su ciclo dinámico de vida, gozando de los derechos, pero también cumpliendo deberes. Observando desde la perspectiva de estar en equilibrio corporal, cuando la enfermedad aparece se exacerba alterando la condición biopsicosocial. La intervención de enfermería se dirige en dar el trato cordial al enfermo conservando su nombre para llamarlo, dirigiéndose a él sin comparaciones, respetando los canales de la comunicación y la libertad en bien de satisfacer sus necesidades básicas. Se invita a especular y considerar las evocaciones de persona y dignidad, cuidando los aspectos físicos, psicológicos, interpersonales y sociales en busca del equilibrio y de la armonía; el principio ético de respeto e individualidad es legal constituyéndose en un imperativo moral para el personal de enfermería.

Mantener las funciones fisiológicas normales

Las acciones de enfermería básicamente siguen un protocolo de evaluación que inicia desde la observación y el uso de conocimientos científicos, ejecutando planes de cuidados, a fin de minimizar los riesgos y garantizar los beneficios, favoreciendo al cuerpo en mantener las funciones fisiológicas adecuadas. Es importante recordar en la aplicación de este principio, el usar la pirámide de las necesidades creadas por Abraham Maslow. La enfermera/o debe reconocer la existencia de las necesidades y dar atención oportuna considerando la prioridad emergente, con planes de cuidados previamente establecidos.

Proteger al paciente de causas externas que puedan causar enfermedad

Las etiologías son variadas, por lo tanto, las medias de bioseguridad son elementales para minimizar los riesgos de enfermedad en las personas, incluso medidas de sentido común. Un punto inmerso a la enfermería es la administración farmacológica. Cuando se la realiza sin principios científicos, se puede incurrir en causar lesiones temporales o permanentes en un paciente. Se debe entender que un principio fundamental de seguridad en el paciente es conocer las bases teóricas científicas.

Ayuda en la rehabilitación del paciente

Es conseguir la recuperación en el menor tiempo, mantener el equilibrio hemodinámico y la integración personal a través del apoyo emocional. Fomentar la habilidad del propio paciente o de su familia para cuidar de sí mismo, con la educación a través de un plan de cuidados domiciliarios y hacer énfasis en las unidades operativas que le brindaran apoyo en su recuperación. Es obligación de enfermería establecer los grupos de apoyo prioritarios con otros profesionales de la salud en el espacio ambulatorio del paciente.

OBJETIVOS BÁSICOS DE ENFERMERÍA

- Promover la salud.
- Prevenir la enfermedad.
- Restaurar la salud.
- Aliviar el sufrimiento. (6)

Promover la salud

Desde la labor de enfermería, dirigiéndose al individuo, familia y comunidad en bien de un logro común, mejorando las condiciones de vida, promoviendo estilos de vida saludables, coordinando campañas de promoción y prevención de salud, organizando espacios de recreación y dirigiendo grupos específicos con dolencias similares. Se debe determinar a la población como un todo, satisfaciendo necesidades con carácter de integralidad, buscando la participación activa de los miembros de la comunidad y trabajando con los principio de solidaridad y justicia.

Gracias a las múltiples funciones de la enfermera/o, se consigue la atención de salud desde un espacio multidisciplinario.

Prevenir la enfermedad

A nivel de la atención primaria de salud, el personal de enfermería mide el riesgo y el impacto asistencial sobre los eventuales peligros de salud; la tarea fundamental es el uso de la educación en campañas públicas de prevención y en espacios para determinar los grupos o poblaciones cautivas en riesgos. La educación sanitaria es sinónimo de prevención, a través de obtener cambios de conducta y anticipar e identificar situaciones de riesgo.

Hacer prevención también con la promoción de estilos de vida saludables enfocados a los hábitos de salud y el autocuidado. Con la identificación de problemas sanitarios, respondiendo a las demandas de fomento y promoción, con la planificación concreta de los aspectos mórbidos y encasillando los diagnósticos de enfermería, con los cuales evaluará y mejorará la prevención de alteraciones mórbidas.

Restaurar la salud

Son las acciones emprendidas por el personal de enfermería sobre las masas humanas dentro del proceso sanitario en la atención directa y en los ámbitos de la reinserción social y la rehabilitación. Consiste en plantearse actividades en conjunto con un equipo multidisciplinario, con metas y competencias diferentes pero que llevan al cumplimiento del objetivo; es una herramienta de uso múltiple porque permite fundamentar con facilidad el modo de planificar cuidados estratégicos en bien de restaurar la salud.

Aliviar el sufrimiento

El entorno puede beneficiar o perjudicar la salud de las personas. Las enfermeras/os tienen la capacidad de manipular el entorno hospitalario en busca de la pronta recuperación del paciente, su labor está directamente en el servicio directo o atención personalizada; se cuida con conocimiento, se da afecto y se trabaja con entusiasmo, porque cuidar, ante todo, es un acto de vida. El sufrimiento es una experiencia relacional en la cual el personal de enfermería sirve como motor para aumentarlo o disminuirlo. Es el único momento en el cual los profesionales de enfermería cuidan, su vocación de servicio es mirar la totalidad del ser humano afligido durante el desequilibrio de su salud y con la escucha activa, la presencia o el contacto, llegar a paliar el sufrimiento.

EL CÓDIGO DEONTOLÓGICO DE ENFERMERÍA

La deontología profesional establece las obligaciones que son mínimamente reivindicatorias a los expertos en el cometido de su actividad. La deontología es un método con objetivos encaminados al compromiso de buen comportamiento con normas aplicables en el ámbito de la salud y que se separan en morales, deontológicas propiamente dichas y las normas jurídicas de cada país. Tiene como finalidad actualizar y mejorar las reglas de conducta de la profesión sanitaria. Al ser la enfermería una profesión de ayuda social, debe tener ética.

CÓDIGO DEONTOLÓGICO DEL CIE PARA LA PROFESIÓN DE ENFERMERÍA

El Consejo Internacional de Enfermeras (CIE) adoptó en primera instancia el Código Internacional de Proceder para enfermeras/os en 1953. El texto ha sido revisado, corregido y aumentado. La última actualización fue en el año 2000.

Antecedentes

En la labor propia de enfermería, existen obligaciones inherentes de actuación en el equilibrio del proceso salud- enfermedad, que fundamentalmente son: Promoción de la salud, prevención de la dolencia, restablecimiento de la salud y calmar el desconsuelo. Son los cuatro pilares desarrolladores de los derechos humanos y circunstancialmente cubren espacios en bien del derecho a la vida, a la dignidad y a paliar el sufrimiento. Son necesidades universales muy particulares, creado y ejecutado por y para exclusivamente profesionales de enfermería. En la atención directa ofertada en casas asistenciales. no debe haber distinción circunstancial de condición económica, linaje, género, capacidades especiales, país, etnia, dogma, cultura o pensamiento político. En la prestación de servicios, por parte de enfermería, el enfoque es global, sobre la persona, familia y comunidad, manejando principios gerenciales: planificación, dirección, organización, control y ejecución en conjunto con otros miembros del esquipo de salud.

EL CÓDIGO DEL CIE

Para la profesión de enfermería, el CIE 10 proporciona reglas normativas de comportamiento y procederes racionales, con cuatro compendios primordiales:

ELEMENTOS DEL CÓDIGO.
1. El profesional de enfermería y las personas.

El compromiso competitivo fundamental de las enfermeras/os, directamente es ejecutado a quienes necesiten apoyo en la satisfacción de sus necesidades elementales, incluyendo las de alta complejidad y experticia. En el campo de acción, mantener el círculo laboral y de relación óptima con los pacientes; es sembrar el respeto a la dignidad humana quebrantada, promover e interactuar con valores morales, respetando hábitos y creencias del conjunto humano, con la finalidad de aplicar y no implicarse en procesos legales al negar el derecho a la información fidedigna del propio paciente o de un familiar, cuando a través del consentimiento informado, permiten la libertad de acciones para ejecutar cuidados y tratamientos. Hay que recordar que la imprudencia al develar situaciones confidenciales, es un asunto legal.

A nivel comunitario, los profesionales de enfermería tienen encomendada la labor de promoción y prevención, de esa forma se minimizan epidemias e ingresos hospitalarios, satisfaciendo necesidades sanitarias y sociales. La labor ecológica, con el programa de saneamiento ambiental, es la responsabilidad de proteger y mantener un entorno libre de desolación y contagio, previniendo así la ignominia y la catástrofe.

2. El profesional de enfermería y la práctica.
El profesional de enfermería está comprometido a la innovación académica, es parte de la responsabilidad individual, para demostrar la capacidad de competitividad.

El profesional de enfermería debe ejercitar frecuentemente mente y cuerpo, como un proceso de bienestar personal que garantiza ofertar cuidados de calidad.

El profesional de enfermería debe asumir todas las funciones que le sean asignadas, pero además debe aprender a delegar funciones a otros miembros del equipo, bajo un consenso previo.

El profesional de enfermería actuará con comportamiento adecuado a su profesión y al entorno en que labora. Es decir, su actitud es el reflejo de quienes lo rodean, así gana confianza, respeto y credibilidad.

El profesional de enfermería está en capacidad de realizar el control de calidad periódico de insumos, equipos y materiales utilizados como medios terapéuticos, para cumplir con uno de los principios de la OMS, como es la seguridad del paciente.

3. El profesional de enfermería y la profesión.

El profesional de enfermería, en sus funciones asistenciales, administrativas, investigativas y docentes, es responsable directo al momento de la elaboración de normas, indicadores y protocolos de actuación, en el desarrollo de la práctica hospitalaria y/o comunitaria.

El profesional de enfermería es el eje principal para fomentar la investigación en el campo de la salud, cuyos estudios realzan la labor emprendida basada en la evidencia.

El profesional de enfermería debe mantenerse en gremios organizados para promocionar la actividad relacionada a la atención personalizada, la defensa en situaciones jurídico-legales y defender los espacios laborales.

4. El profesional de enfermería y sus compañeros de trabajo.

El profesional de enfermería debe hacer su área laboral importante y necesaria en toda estructura organizacional, lugar de cambios integradores en todos los conocimientos que involucran personas con trabajos afines, con sentido de pertenencia y de producción competitiva. Por tanto, el cuidado se enfoca a minimizar el peligro de daños en los aspectos emocionales y corporales, planteando interrogantes.

¿Por qué se origina el celo profesional?

¿Cuáles son las causas que determinan comportamientos egoístas?

¿Cuáles son los elementos motivadores en el cambio de comportamientos favorables?

A partir de este primer capítulo, se considera a manera de conclusión hacer hincapié en la función de investigación. Citamos: "En el concepto de la Enfermería, la investigación debe tener, en primer lugar, la función de mejorar la asistencia que brindan los profesionales, dando fundamentos científicos a la toma de decisiones inherentes al proceso de atención a los pacientes. Esta mejora en el trabajo cotidiano lleva implícita un incremento en la eficacia y en la eficiencia asistencial. Lo que da la restricción de recursos que padecen todos los sistemas sanitarios, supone que la investigación sea una prioridad en el desarrollo de la enfermería". (7)

CAPÍTULO II
EL CUIDADO ENFERMERO EN RELACIÓN A LA FORMACIÓN ACADÉMICA, DESDE UNA PERSPECTIVA REFLEXIVA PRELIMINAR

"HAY QUE REALIZAR ENSAYOS, HAY QUE EMPRENDER ESFUERZOS; ALGUNOS CUERPOS TIENEN QUE CAER EN LA BRECHA PARA QUE OTROS PASEN SOBRE ELLOS."

(FLORENCE NINGHTINGALE)

"Los hombres, las personas, los profesionales de enfermería, podemos inclinarnos por multitud de teorías filosóficas, estéticas, éticas y morales. Nosotros los profesionales de enfermería, en estos planteamientos que seguiremos aportando, nos centraremos en una moción por la moralidad, en una moción por la felicidad como bien social, primeros filósofos griegos y romanos, y por la ética de la virtudes según el Estagirita. O, en el devenir de los tiempos, el imperativo categórico kantiano como el autorrespeto y el amor al prójimo. Razón práctica, precisa Blas Matamo citando a John Rawls, porque <<la razón, nada pura ni virtuosa, tiene sus motivos y persigue intereses>>" (8)

La actividad del profesional de enfermería como facilitador del cuidado humanizado, gestionado, planificado y orientado a un objetivo, no es adquirida en el vacío o por saberes tradicionales. Es aprendida en espacios teórico-prácticos sin mitificaciones o entelequias. Los factores del aprendizaje conllevan un análisis progresivo del contexto real en tiempos determinados, visualizando la realidad cultural y social destinada a grupos prioritarios específicos.

El contexto social donde se desarrolla el intercambio de aprendizaje se articula con el establecimiento de educación superior, las instituciones prestadoras de salud hospitalarias-comunitarias y los planes de estudio que involucran materias, habilidades, procedimientos, destrezas y valores que promueven su perfeccionamiento, docente-estudiantes. (9)

El currículo, eje principal de planes de estudio, está previsto para la enseñanza científico-tecnológica, ampliando el conocimiento con bases efectivas frente a cualquier proyecto, definiendo la profesión en una tarea ardua y compleja.

Los profesionales de enfermería son formados para ser y hacer de su labor una actividad diáfana y múltiple, con características determinadas por la relación socio sanitaria. La particularidad de la formación de enfermeras/os conlleva procesos de perspectiva unilateral actual, continua, real, usando la práctica basada en la evidencia y construyendo plataformas conceptuales que se estructuran sobre el cuidado orientado a la racionalidad técnica y la racionalidad práctica.

El perfil del estudiante y futuro profesional de enfermería, estigmatizado en ser la mano derecha del médico, o considerado un simple cuidador, evoluciona la óptica errónea que varios plantean sobre la profesión. Resulta factible mejorar la práctica del cuidado en el sentido de la obtención y la conceptualización de la práctica profesional, que depende en cierto modo del grado intelectual docente/tutor. (10)

A modo de reflexión, partiendo de la premisa "formación académica profesional en enfermería", se determina al formando en un ser con cualidades y capacidades reales que, analizando el contexto del desempeño, deciden fragmentar los desatinados comentarios del significado real de ser profesional en la enfermería. La formación de enfermeros/as, no es una invención aislada a la investigación; al contrario, forma un modo de conexión permitiendo al alumno crear concepciones desarrolladas y reflexionadas, que garantizan su comprensión en los marcos conceptuales de cuidado, salud, función profesional, currículo, enseñanza, investigación y análisis, llegando a formar futuros profesionales del cuidado, la prevención y la promoción de la salud.

Los modelos teóricos o postulados de las pioneras de la profesión de enfermería proveen a los estudiantes información relevante para afianzar su aprendizaje en amplio y potente, para explicar los procesos enfermeros con los cuales fundamenta su presencia profesional en los diversos espacios laborales futuros.

La reflexión y el análisis del marco conceptual en el proceso de formación, es un factor ineludible para asegurar un consistente cimiento de la realidad, con el fin de advertir su entorno profesional, su contingencia de acción y seleccionar la que se crea más adecuada.

La formación abarca principios universales del conocimiento vivenciado, vivificado y relacionado en función de la labor a realizar; es decir, la toma de conciencia unificada en la práctica profesional dirigida a la solución de problemas de salud, aplicando estrategias y juicio crítico. Ser enfermero/a significa ser holístico y participativo. (11)

EL CONOCIMIENTO ENFERMERO Y LA PRÁCTICA DEL CUIDADO

"La práctica profesional no es un hecho aislado, sino un proceso integrado de la vida cotidiana, en la cual se describe la filosofía de dicha práctica desde la orientación filosófica positivista y hermenéutica interpretativa y la necesidad de una complementariedad traducida en una práctica de enfermería científica humana". (12)

Sustentar la praxis de enfermería con los modelos teóricos conceptuales, permitió desarrollar el conocimiento perfeccionando la práctica del cuidado. "Praxis. Cómo es la de enfermería y cómo modificarla, pues, aunque se entiende como una técnica distinguida, habrá que integrarla al cuidado como relación e interacción entre personas que requieren servicios de salud que permita demostrar a la sociedad la utilidad del servicio de la enfermera". (12)

En realidad, el manejo de un cuerpo de conocimientos aplicados en el diario laboral realza y eleva a un profesional experto y no un simple cumplidor de indicaciones médicas. Entonces la pregunta que surge es: ¿Cómo los profesionales elaboran y asimilan el conocimiento? o ¿cuál es la responsabilidad del docente y del profesional en ejercicio? o ¿qué determina el aprendizaje del personal en formación?

Respondiendo a estas interrogantes, el enfoque general es fortalecer la autoestima profesional, creando estándares de desempeño característicos para la toma de decisiones no deliberadas, sino conscientes del significado de "otorgar cuidado con conocimiento". Entender que las formas de prestación de servicios de salud en enfermería tienen esencia en los modelos conceptuales que permiten el desarrollo del pensamiento crítico requerido en la práctica profesional. La teoría sustenta la práctica de enfermería, permitiendo independencia en situaciones complejas y creando condiciones filosóficas de palabras consideradas propias de la profesión de enfermería: Ciencia, diagnóstico, respuestas humanas, cuidado, holismo y términos comunes como salud, entorno, persona y cuidado.

La epistemología de la práctica y de la enseñanza sufre una metamorfosis, un cambio. De estar escrito, a algo tangible y asequible, que favorece la formación de las nuevas generaciones enfatizando el conocimiento y el cuidado, respecto a la aplicabilidad y factibilidad, logrando la independencia total de la profesión.

La dualidad entre la racionalidad técnica y la racionalidad práctica, se analizan desde diversas concepciones, es decir:

- del cuidado y de la educación que sería el modelo profesional, y
- del conocimiento académico que sería el modelo curricular.

ANÁLISIS REFLEXIVO DE LA DUALIDAD ENTRE RACIONALIDAD TÉCNICA Y LA PRÁCTICA

"A partir de la interpretación de los núcleos temáticos: Conocimiento pedagógico y discurso didáctico curricular, Relación Teórico-práctica y Diseño epidemiológico disciplinar y de las observaciones en las aulas y centros hospitalarios de prácticas, se ha podido observar que la racionalidad que subyace a las prácticas de enseñanza de la enfermería es marcadamente instrumental y tecnológica. Reduce la práctica profesional de la enfermería y la de su enseñanza a acción instrumental porque presenta una visión de la enfermera profesional como aplicadora de reglas y protocolos producidos por otros, en la que debe preocuparse principalmente por seleccionar los medios más adecuados para conseguir los fines propuestos (decisión estratégica) en sus planes de cuidados; obviando, por tanto, el carácter moral y político de la selección de los fines en toda actividad, que como la enfermería, pretenda resolver problemas humanos". (13)

La formación inicial de los futuros profesionales de la enfermería, conlleva compromiso social de parte de los docentes; éstos deben empoderarse de la realidad particular que tiene la profesión por ser ciencia aplicable en compromiso integral con el paciente.

El/la docente, aparte de coordinar el proceso metodológico de enseñanza y aprendizaje, no sólo debe evaluar el contenido teórico que imparte en el aula, sino aquellas pericias desarrolladas para brindar cuidados pertinentes, como la habilidad psicomotriz, la paciencia y la capacidad de comunicación.

"Uno de los aspectos donde se ha podido constatar la hegemonía que la razón instrumental ejerce en el currículo de Enfermería, ha sido en las actividades de diseño y planificación que los profesores llevan a cabo. El profesorado de Enfermería maneja una visión de currículo en la que atienden sobre todo a lo planificado y lo previsto. Se sienten más preocupados por alcanzar los objetivos previamente formulados, que por repensar su sentido o alterarlos o transformarlos". (13)

El uso de las técnicas del sociodrama tiene el objetivo de internalizar en el estudiante la importancia del aprendizaje significativo y lograr confianza y seguridad en sí mismo. Es decir, al ser un conocimiento tácito, debe ser demostrado en una realidad compleja e incierta y saturada de valores. El docente debe buscar maneras para que los estudiantes comprendan cómo los profesionales que les anteceden son capaces de manejar sin ambigüedades su práctica diaria profesional.

Es responsabilidad del docente:

- Programar y planificar estrategias de comunicación efectiva.
- Realizar la valoración del entorno, identificando el problema en la búsqueda de posibles soluciones.
- Respetar al ser humano en su totalidad, considerando los aspectos culturales, sociales e históricos que también son parte de su experiencia.
- Respetar la individualidad de cada una de las personas a quienes dirige su cuidado.
- Fomentar las estrategias educativas aplicables en la práctica, con la finalidad de proponer cambios en situaciones inesperadas.
- Para cultivar el intelecto del estudiante, el docente debe fomentar el diálogo.
- Mantener el proceso de educación en constante interacción y comunicación.

Con la responsabilidad descrita anteriormente, se conseguirá fomentar en los estudiantes la reivindicación de la profesión en un estatus muy superior y su nivel basado en competencias, es la racionalidad técnica. Por lo tanto, también durante su entrenamiento toman decisiones en la resolución de problemas de menor complejidad.

VIVENCIAS HACIA LA PERSPECTIVA DE APRENDIZAJE

"Ante este escenario, donde se precisará potenciar la capacidad de producción de nuevos conocimientos, incrementando la habilidad para adaptar y adoptar nuevas tecnologías, se debe cambiar una nueva forma de presentar la actividad didáctica, avalada además por los reiterados comentarios informales del profesorado, donde expresen algunas características de los educandos, todas ellas contrapuestas a las exigencias actuales:

- Solamente se interesan por aprobar los niveles, estudiando sólo para la ocasión.
- Son inmediatistas, parecen no visualizar la trascendencia que tiene la formación para su vida personal y profesional.
- Son individualistas, sin tener la capacidad de trabajar en equipo y aprender en colaboración.
- Da la impresión de que no utilizan un análisis crítico de la información y se conforman con lo que el docente imparte.
- Estudian de memoria sin interpretar lo aprendido.
- Al enfrentarse a problemas, sólo son capaces de replicar los modelos que se les enseñaron y no son creativos en la resolución de aquellos más complejos.
- Tienen dificultad para comunicarse verbalmente en relación con el ámbito académico". (14)

Durante las fases formativas, el estudiante asimila, reflexiona, coordina, enuncia y aplica los modelos conceptuales, con la finalidad de reproducirlos en los centros de atención hospitalarios o comunitarios.

El aprendizaje ha evolucionado y la enfermería dejó de ser arte, para convertirse en ciencia, consiguiendo a través del uso de los protocolos de actuación, la eficacia-eficiencia en la parte asistencial.

La formación de los/las nuevos/as enfermeros/as, hoy en día supera los limitantes de épocas pasadas, al ser aplicadas competencias técnicas directamente perceptibles hacia el uso de pericias conductuales que son el componente fundamental del perfil profesional de la enfermería.

DECISIÓN DE DIFICULTADES

El proceso formativo del futuro profesional conlleva la asimilación de gran cantidad de conocimientos y técnicas, entre ellas la toma de decisiones. Es un espacio conseguido y mantenido por la entereza y el empoderamiento propio de los modelos teóricos-conceptuales y su método de actuación.

Se debe partir del conocimiento científico y determinar las situaciones problemáticas del cuidado, su manifestación e identificar cada adversidad y cómo dar con la solución.

Por tanto, la actividad en la toma de decisiones se rige a los protocolos de actuación establecidos en cada uno de los servicios que prestan asistencia sanitaria.

Cuando se presentan los conflictos, sean de orden logístico o relacionado a los procesos propios de la relación individuo enfermo-personal de enfermería-familia, el alumno, en su situación de aprendizaje. aprende a determinar las circunstancias del conflicto, grado de dificultad del conflicto y posibles alternativas de solución. Con la decisión de resolución de conflictos se aprende a beneficiar al paciente, ayudarle en su relación de conciliación con el entorno, a defender la integridad física del profesional de enfermería y a dar un fallo justo o equitativo.

No olvidar que el paciente también toma decisiones, aunque resulten inciertas para su recuperación; por lo tanto, en ese momento se debe orientar sobre otras búsquedas de fuentes de información, alternativas y consecuencias de sus decisionessegún la racionalidad técnica, en donde los principios teóricos normativos resuelven la estructura jerárquica del conocimiento profesional, enfocando en la ciencia básica, la ciencia aplicada y las habilidades competencias.

Existe también la jerarquía en enfermería y realmente no está dada por el nivel de conocimientos, sino más bien es una imposición del sistema, como la división o la representación del trabajo en las que se establecen relaciones de liderazgo entre unos y otros. La subordinación también genera competencia desleal. Es decir, el mismo mundo que paradójicamente se separa.

ANÁLISIS REFLEXIVO DE LA RACIONALIDAD TÉCNICA

Cuando se intentan establecer teorías científicas que dirigen el cuidado, los docentes enfocan hacia sus estudiantes una serie de concepciones para evidenciar el pensamiento crítico-reflexivo. Aquí tratamos sobre los cambios dominantes del pensamiento. Debe el alumno:

- Identificar la evolución de la enfermería como ciencia.
- Evidenciar el pensamiento crítico y la práctica reflexiva. Fundamentar la interpretación de entender y concebir el positivismo racional consensuado, en donde lo práctico se reduce a la técnica, con un componente científico, un componente técnico y un componente actitudinal y de habilidad.

En resumen, las tareas bien definidas y la complejidad, son exigencias generadoras de incertidumbre, lo que obliga a muchos profesionales a moverse bajo presión y hostigamientos que dimensionan la práctica con la racionalidad técnica.

Con esta perspectiva, la actividad del/la enfermero/a no es limitada en la práctica asistencial, fluye con el conocimiento teórico. Por lo tanto, se establece que el cuidado es fluido y reflexivo, enfrentándose a la singularidad derivada de medios y estrategias para conseguir el objetivo planteado. (13)

La acción del profesional de enfermería se desarrolla en un lugar determinado, con enfoques sociales complejos y ambiguos; características singulares que permiten la acción profesional y elevar el nivel de identidad de los y las enfermeros y enfermeras como entes generadores de conocimiento y aplicadores de la técnica.

- Varias teorías defienden estos principios científicos que permiten el reconocimiento profesional, con las cuales la aplicación del cuidado se fundamenta en principios científicos.
- La enfermería no es la mano derecha de la medicina. Aunque ambas se desarrollan en similitud, sus competencias profesionales son diferentes, de acuerdo con sus objetos de estudio.
- La práctica del cuidado o la conexión entre la racionalidad técnica tiene factores intrínsecos con los cuales no se captan los procesos inestables y la singularidad que caracterizan a la práctica.
- Los enunciados teóricos limitan la práctica asistencial en el sentido de aplicabilidad del cuidado, pues la actividad se realiza en un contexto ambiguo y complejo dadas las circunstancias de la aplicación de un cuidado eminentemente práctico.

APLICACIÓN DEL CURRÍCULO SEGÚN LA RACIONALIDAD PRÁCTICO-REFLEXIVA

El proceso práctico es un conjunto de razonamientos permitidos a los profesionales de enfermería en su ejercicio diario asistencial. Aunque las teorías explicitas o implícitas que se utilizan generan discrepancias con la racionalidad teórica y la relación rígida en los tiempos de formación con visión no bien delimitada ni claramente definidas. La racionalidad teórica y la racionalidad práctica no siempre van de la mano. Algunas características definitorias: (11)

Apreciación confusa del origen de la complicación

La ambigüedad del origen de las complicaciones no permite al profesional determinar las características con las cuales construir una realidad diferente a la solución de inconvenientes en situaciones de alarma, cuando con su conocimiento teórico debe omitir ciertos criterios científicos para dar solución a ciertos espacios prácticos.

Para dar solución a sus problemas, usa el saber teórico y también la experiencia profesional adquirida en el camino, como proyección a la práctica eficiente-eficaz y dinámica, en un espacio de realidad interpretativa, que hace eco sobre los alumnos en el proceso trasformador de situaciones problemáticas y en inconvenientes idóneos de solución técnica.

No existen casos parecidos, son únicos

Las exigencias éticas vinculadas a la labor profesional permiten la evolución del modelo teórico a utilizar, enfocando la calidad y la conciencia de la aplicación del cuidado especializado en todos los niveles de atención.

Partiendo de este principio, se involucra nuevamente la racionalidad teórica-práctica, como determinante de diferenciación en el proceso del estudio en el que el equilibrio salud-enfermedad decrece.

La acción práctica de un profesional que se acerca a resolver problemas, debe tener claridad del contexto en que sucede determinado evento. Es decir, ajustarse a los protocolos de actuación desde un proceso reflexivo, cuando intuir es la mejor respuesta si el problema queda fuera del alcance de toda teoría y técnica.

Trance de emociones y sentimientos
Un papel fundamental en la práctica de la enfermería, son las relaciones interpersonales derivadas en el paciente bajo su cuidado, como soporte vital fundamental en la atención con objetivos clínicos y sociales a través de las habilidades propias de la profesión.

En la solución de problemas, se utilizan prácticas no estilizadas, pues la teoría en el escenario real se distorsiona y, por lo tanto, el ejercicio profesional aplicado para corregir una situación adversa de salud genera un efecto colateral en la vida de la persona, situaciones generadoras de conflictos emocionales cuando el profesional se encuentra con situaciones no favorables, dilema de duda y confusión o sentimientos de culpa.

La ansiedad, tristeza, frustración, ira y miedo, son sentimientos con los cuales se debe encarar y no dejarse influir en su propia vida.

ACONTECIMIENTO GNOSEOLOGÍA DE LA ACCIÓN
El profesional en el fundamento teórico de su acción sigue una lógica de la racionalidad técnica, sin dejar de lado la racionalidad práctica. Fundamenta el conocimiento entre la acción y la reacción de sus principios y modelos teóricos conceptuales. Para determinar o fundamentar la teoría del conocimiento adquirido desde la práctica, se analizan los siguientes principios:

Saberes técnicos-científicos en la actividad diaria

El bagaje de conocimientos adquiridos o aprendidos transforma las competencias con los planes de cuidados de enfermería, con los cuales se garantiza la seguridad del paciente. ¿Cuál es la relación del saber técnico-científico y la actividad diaria? Es la normativa de protocolos con avance tecnológico, en un marco legal con actualización constante para brindar el cuidado holístico que los caracteriza. Desarrollan competencias necesarias para la práctica diaria y la óptica en la solución de problemas les permite ser analíticos-críticos-reflexivos.

Meditación sobre la realidad laboral

El talento del personal de enfermería cada día evoluciona en conocimientos y saberes, ligado estrechamente al sistema sanitario público o privado. Cuidar es una tarea compleja, a través de la cual, el conocimiento supera las necesidades por satisfacer y se evalúa el impacto a través de las guías clínicas asistenciales. Existe la aplicabilidad de los enfoques teóricos metodológicos que resultan interactivos en el contexto social y multicultural, basando la práctica con la evidencia, considerando aspectos físicos, psicológicos y considerando al ser humano un ser autónomo e independiente, proporcionándole medidas de confort con la finalidad de aliviar su situación, desde la atención integral, involucrando la cooperación multiprofesional.

Son evidente los resultados implícitos que tienen lugar luego del conocimiento teórico científico y de la actividad diaria, cuando queda la satisfacción, la autorrealización, olvidando la deformidad afectiva o la inseguridad en el cumplimiento de las obligaciones.

INTERVENCIONES OBJETIVAS EN LA FORMACIÓN PRÁCTICA

- La estructura del currículo.
- La actividad profesional.
- La relación entre el discernimiento y la operación.

- La función investigadora.
- La interpretación y el análisis.
- La tutoría en espacios reales. (15)

"La tutoría puede adoptar múltiples formas de relación entre un profesor/a y el alumnado, dependiendo del momento y de los objetivos que se persigan." (15)

La estructura del Currículo

La filosofía y la ciencia son mecanismos fundamentales de cualquier método teórico y la correlación que existe entre ambos componentes, en un determinado campo científico, se reconoce el marco conceptual a través del cual se delimita el desarrollo del aprendizaje de la ciencia, en este caso, la enfermería.

Por lo tanto, un currículo determina el espacio del estudiante, a adentrarse en la naturaleza exclusiva de los modos humanitarios y científicos de ayudar, mantener y desarrollar la salud y el bienestar de las personas, situación característica de la profesión de enfermería. Pero también enfoca la formación para el cuidado enfermero desde una perspectiva integral, interdisciplinaria y humana, del proceso salud-enfermedad, sensibilizando al estudiante a los problemas sociales y éticos, como dos principios permanentes durante el ejercicio de su profesión. Es decir, desde que ingresan al aula por primera vez.

La actividad profesional

El formar personas para una determinada actividad profesional, es un reto. Formar profesionales de enfermería es sinónimo de valentía y ciencia. La sociedad permanece a la expectativa de cuidados lógicos concretos y ordenados basados en conocimientos éticos-científicos, que se obtienen desde la formación académica y crecen con la experiencia.

La actividad profesional de enfermería no se limita a cumplir con indicaciones de ningún otro profesional sanitario; tiene competencias propias independientes para suplir necesidades en una persona, o también aliviar dolencias. Su labor va desde un individuo hasta una comunidad, reflejando su saber hacer y su quehacer con acciones transformadoras, porque se parte de la ciencia a la práctica y de la práctica a la experiencia. En sentido figurado, una rueda que gira alrededor de un ser minimizado bajo cualquier situación que le genere dependencia.

Se buscan estrategias para resolver situaciones como condiciones no favorables que alteran la salud, sobre todo, en el rol del profesional de enfermería, cuya presencia en las áreas de prestación de servicios es la de actores principales de gran experiencia.

Por lo tanto, la enfermería, por ser una profesión científica, ofrece atención personalizada promoviendo el conocimiento desde la complejidad terapéutica hasta lo elemental del cuidado como posibilidad de mantener el compromiso al cambio, en bien de procurar el desarrollo, en respuesta a la demanda y a la oferta del cuidado.

La relación entre el conocimiento y la acción

El conocimiento práctico en enfermería es demostrado en la acción, al momento de la ejecución de las técnicas y procedimientos en el ámbito profesional; pero tiene su génesis desde la formación académica de manera incipiente, de acuerdo con el grado de evolución y del nivel académico del momento.

La relación entre el conocimiento y la acción se desarrolla en una operación ininteligible, siendo la única responsable la enfermera/o, quien debe demostrar con evidencias el desarrollo del uso de los modelos conceptuales y las teorías de enfermería, como un eje fenomenológico existencial en la aplicación del ejercicio operativo, con conocimiento implícito del saber teórico y del conocimiento práctico.

Es un asunto formal, sirve de fundamento en la administración del cuidado al ser humano integral, total e indiviso, que sufre dolor físico, psíquico o espiritual, generando momentos. El primer momento se considera el aprendizaje teórico condicionante de la actividad práctica, el segundo momento es el uso de la experiencia con resultados valorados cualitativa o cuantitativamente, generando la relación interpersonal entre ENFERMO – ENFERMERA/O, cuyo proceso se cumple con objetivos plenamente planteados en el compromiso asumido, la unificación de saberes, la responsabilidad de las intervenciones y minimizar riesgos a las personas.

La función investigadora
No es sencilla, no es compleja, es decisiva con relación al avance científico-tecnológico. La investigación en la enfermería se remonta a sus orígenes, gracias a que la pionera Nightingale, con una práctica no científica, inicio la búsqueda de soluciones a las grandes y graves adversidades propias de la época. Surge así la investigación como herramienta imprescindible, aplicada a la profesión desde hace varias décadas.

La investigación coordina el proceso de formación académica de los neo-profesionales, con requisitos a cumplir en todas las fases de la investigación. Previo a la realización de esta función, se debe considerar el conocimiento, el impacto, el potencial, los determinantes y la ética, como característica principal de la aplicación del resultado obtenido.

Se depura el conocimiento, se hace visible el resultado, la eficiencia se proyecta, los saberes utilizados motivan y apoyan los objetivos planteados en el preámbulo de la investigación, iniciando con la lectura crítica, la identificación del problema y el abordaje creativo que el profesional de enfermería realiza utilizando la metodología descriptiva, explicativa, en el sentido de ser competente, capaz y crítico.

El análisis y la interpretación

En la práctica diaria existe la valoración como parte del Proceso de Atención de Enfermería, y en el Proceso de Investigación, son el resultado de la última fase. Durante la formación académica, el futuro profesional va desarrollando habilidades de carácter sindrómico, para establecer categorías diagnósticas e iniciar sus resultados e intervenciones en busca de resumir las interrogantes producto del análisis, permitiendo la clarificación, que es individualizada y grupal. Todas las capacidades cognitivas son coordinadas con el uso de fundamentos teórico-científicos en la interpretación y el análisis de datos recogidos a través de encuestas, entrevistas u observación directa. La competencia profesional en enfermería es cada día mayor y surge entonces en quienes nos desarrollamos en este campo ser transformadores y creativos, manteniendo la singularidad en todos los datos examinados y descifrados desde la lógica concreta y estratégica con la cual se abarcan diversos estudios metodológicos investigativos, originados desde la problemática social, para luego realizar la inclusión coyuntural.

Es importante determinar la fragmentación analítica, seguramente, como una brecha generadora de riqueza personal para quienes han conseguido explicar, mediante el análisis e interpretación, situaciones relevantes en la práctica de la investigación, convirtiéndose en máximos investigadores que aportan soluciones concretas con los resultados obtenidos.

La tutoría en espacios reales

Enseñar las habilidades y destrezas en el espacio práctico no resulta fácil, sin embargo, se adquieren con la práctica y en el camino, con la experiencia. El conocimiento profesional exige ser teórico y práctico por el conocimiento requerido y la construcción de habilidades. Los estudiantes se sumergen en un mundo nuevo con significados ambiguos, debido al proceso de aprendizaje. El aula condiciona la participación en la realidad relevante que moldea su accionar por temor, inexperiencia o la poca apreciación o comprensión de su rol participativo en el área real.

"El tutor o tutora, más que enseñar, atiende, facilita y orienta al alumnado en su proceso formativo, pudiendo ser objeto de atención cualquiera de las facetas o dimensiones que inciden en el mismo (aspectos académicos, actitudinales, personales, sociales". (16)

Los tutores de práctica profesional son conscientes de la trasmisión de conocimientos en bien de la resolución del problema, encontrando el significado y la explicación. Sin embargo, lo práctico no es fácil de trasmitir, pero resulta fácil aprender. La satisfacción de las necesidades engloba la coparticipación enfermera-paciente. Precisamente es en ese momento cuando las/os tutoras/es, deben orientar al formando las características técnicas, para dar la atención u ofertar el cuidado permanente según su nivel de entrenamiento, haciendo uso de sus conocimientos.

EJEMPLOS Y PERICIAS PARA LOS FORMANDOS EN ENFERMERÍA. HACIA UNA PRÁCTICA REFLEXIVA.

Es imprescindible generalizar en todos los estudiantes de enfermería y futuros profesionales, en el uso de las técnicas pedagógicas, con objetivos precisos, acerca del desarrollo de las habilidades metacognitivas; con ellas podrán desarrollar en el ejercicio diario de su actividad educativa, analizar, conocer, evaluar y modificar, las acciones tendientes a la labor de promoción y fomento de la salud, labor propia de una/un enfermera/o.

Varias son las estrategias empleadas en la promoción de la salud, cuya base es la enseñanza reflexiva o de toma de conciencia a la población a la cual se dirige. Se enunciarán dos muy específicas:

1.- Vigilancia clínica e instrucción experimental, en calidad de determinantes pedagógicos hacia la formación de estudiantes de enfermería críticos – reflexivos.

2.- El ejercicio profesional diario y la aplicación del saber en el estudio de casos como determinantes pedagógicos, hacia la formación de estudiantes de enfermería críticos – reflexivos.

VIGILANCIA CLÍNICA

Entendiéndose vigilancia clínica realizada por enfermería, como la acción que promueve, viabiliza y evidencia los procederes y saberes del docente enfermero sobre el enfermero en formación. Se considera también como una práctica social, biológica y educativa, centrada en los alumnos y en sus procesos reflexivos, es una habilidad para instruirse y afinar la presteza de cuidar utilizando identificaciones producto del análisis y la meditación de las propias acciones del futuro profesional enfermero, como elemento clave para la retroalimentación. Sin embargo, en el proceso el estudiante necesita la guía de un docente tutor, centrando su accionar en la fundamentación teórica para aplicarla en el momento oportuno.

Vigilancia, se entiende como el transcurso donde un tutor brinda sostén, asistencia y acompañamiento a un futuro profesional de enfermería en formación.

El término clínica fue creado para referirse al espacio real en el cual se intercambian experiencias entre el tutor y el formando, direccionadas a la orientación del ejercicio profesional.

Para la preparación de enfermeros/as, existen características notables, con base en la vigilancia clínica. A continuación, se detallan algunas:

- Participación y frecuente con el docente-tutor, mientras se ejecutan las actividades preprofesionales en los espacios reales.
- Retroalimentación del docente al dicente, mediante el planteamiento de objetivos y la devolución de los procedimientos.
- La vigilancia clínica permite a los/las futuros/as profesionales vivir la realidad del cuidado desde dentro, aproximarse a los problemas reales y a las formas como los expertos los solucionan.

Las características enunciadas validan el desarrollo adquirido por los estudiantes, cuando el tutor ayuda a potenciar habilidades y destrezas a nivel de motricidad. A nivel cognitivo, las capacidades basadas en la observación permiten elaborar estudios, recapitulaciones y deducciones de situaciones asimiladas en el área de práctica preprofesional, como eje transformador de las actividades netamente profesionales a futuro.

Con la vigilancia clínica, van a la par algunas fases consideradas de negociación entre un alumno y su tutor, entre ellas tenemos:

1. Plan de organización

Es el momento de la aplicación del cuidado a ejecutarse, es un coloquio entre tutores y estudiantes a manera de colaboración, cuyos temas son enfocados principalmente en las acciones de enfermería, en las actividades dependientes, independientes e interdependientes, previa observación. Sólo se ejecutan cuando el docente autoriza la ejecución.

2. Gestión

Es el proceso de la aplicación, ejecutar la acción consensuada, mediante la observación de la ejecución de procedimientos especiales, validados por el tutor, previa aproximación a los problemas reales, potenciales y de alto riesgo; es la valoración para resolver situaciones adversas en la alteración del equilibrio salud-enfermedad.

3. Investigaciones

Como tercer punto, la investigación es uno de los principios característicos en la profesión y se inmiscuye al estudiante desde la primera etapa de formación, con la reflexión interpretativa asimilada en los espacios áulicos y escenarios reales de prácticas; significa desarrollar las capacidades cognitivas hacia el dar respuestas al porqué de los problemas encontrados, en el proceso de su vida académica, creando cultura investigativa para el éxito profesional.

4. Plan post investigación
Esta última etapa se fundamenta en:

1. Relación empática entre el tutor y el estudiante.
2. Interpretación de casos estudiados.
3. Evidenciar en base a las experiencias vividas.
4. Reflexión de las actividades no realizadas, o sin resultados favorables.

En conclusión, el rol de alumno y de profesor, básicamente es de receptor y transmisor, proporcionando a los estudiantes, de manera explícita, cómo hacer uso de las herramientas y aplicarlas en situaciones nuevas.

EJERCICIO PRE-PROFESIONAL DIARIO

Es el proceso mediante el cual el estudiante asiste a las prácticas preprofesionales, en horarios establecidos previamente, en la escuela donde se está formando, con un amplio nivel teórico. Es el espacio propicio para adquirir el aprendizaje por experiencias que a futuro mejora la práctica asistencial con el desarrollo de habilidades, destrezas y valoración desde la representación de enfermería. Las situaciones reales vivenciadas en los procesos formativos, permiten liberar temores lanzando paulatinamente al alumno a una espiral de emociones y situaciones básicas, científicas y complejas, al momento de ofertar el cuidado. Se considera necesario que el estudiante imaginariamente se ubique dentro de un ruego giratorio, para visualizar las siguientes fases:

Experiencia – Práctica
1. Participar activamente con los conocimientos de la experiencia – práctica.
2. Determinar a la experiencia – práctica, el fundamento de las habilidades motoras y cognitivas.
3. Preocupación por la asimilación de definiciones y principios teóricos de las asignaturas previamente estudiadas.
4. Ejecución de lo aprendido con valores morales.

En la fase del ejercicio preprofesional, las vivencias de cada estudiante deben ser compartidas en los encuentros áulicos, así amplían el nivel de conocimientos, abordando temas concretos, permitiendo la clarificación de las realidades abstractas vividas individualmente y que servirán de información en otras experiencias. Desde la participación en la práctica preprofesional asistencial, a nivel hospitalaria o en centros de atención primaria de salud, el estudiante fortalece la experiencia y la observación; puede conceptualizar ideas y basa su práctica en la experiencia a situaciones reales.

Los estudiantes de enfermería fortalecen su aprendizaje con estrategias de aprendizaje, como son:

1. Diario de campo.
2. Análisis de casos.

Diarios de campo
Sirve para fortalecer la reflexión. Consiste en registrar cada clase dictada e incorporarla para ayudarse en su proceso

de aprendizaje extra-clase, porque la lecto-escritura favorece el aprendizaje. Es un recurso didáctico innovador, colaborativo y reflexivo al momento de operativizar las habilidades metodológicas. Los diarios de campo reúnen características específicas:

1. Generan en el estudiante independencia para asimilar el conocimiento, con sus habilidades de lecto-escritura, de una manera profunda y significativa.

2. Mientras escribe, el pensamiento y la reflexión desarrollan habilidades de concatenación de idea precisas para elaborar el texto. Es decir, potencian las habilidades de pensamiento.

3. El conocimiento lógico le exige plasmarlo y crear documentos básicos para su aprendizaje, para realizar el proceso de construcción de significados.

4. Escribir es secuencial y esto le permite al estudiante plasmar lo aprendido mediante el diálogo con él mismo.

5. Los textos creados son autoría del estudiante y la particularidad es exclusiva de sus tutores para hacer correcciones necesarias, incluyendo lo cognitivo, lo actitudinal y lo longitudinal.

Análisis de casos

Al estudiante, realizar análisis de casos le resulta complejo y abstracto; sin embargo, lo fundamental en este proceso, es crear habilidad asociada con la respuesta teórica sobre la práctica asistencial. Permite desarrollar el pensamiento reflexivo, conduciendo su labor a la comprensión y construcción de significados. Cuatro principios básicos en el análisis de casos:

1. **Hacer** conciencia de lo indispensable en ofertar el cuidado de enfermería, basado en el conocimiento científico.

2. **Reconocer** situaciones de baja, mediana y alta resolución, según su perfil de estudiantes, que luego aplicarán en el ejercicio profesional.

3. **Analizar** a futuro, las características de mantenerse en actualización constante y ser un profesional altamente competitivo.

4. **Desarrollar el pensamiento crítico**, analítico y reflexivo, en la investigación de resolución de complicaciones.

A manera de conclusión: "Cuando esta racionalidad técnica en esencia procede de las ciencias naturales, es traspasada a la educación de enfermeras y se instala, además, una 'racionalidad conformista' que postula la neutralidad del conocimiento científico, pues éste debe ocuparse únicamente de lo fáctico, de los hechos, quedando los valores en la dimensión de la metafísica pero no de la ciencia, De este modo la razón técnica deja fuera de sus supuestos, por carecer de sentido según su epistemología, las cuestiones referentes a la dimensión ética e ideológica que necesariamente comporta cualquier acto educativo. El problema surge cuando ese acto, que es una praxis en el sentido Aristotélico, queda regulado o reducido por la racionalidad técnica, transformando problemas prácticos en técnicos, en los que el valor regulativo de la ética queda reducido a la ética de la eficacia. La entronización en el currículo de Enfermería de la racionalidad medios-fines, ha puesto la reducción de procesos socio comunicativos, como son los procesos educativos, a procesos técnico-estratégicos de actuación y, como consecuencia, un cambio en la justificación y legitimación de la acción educativa, convirtiéndose los criterios científico-técnicos en los únicos jueces para legitimarla". (13)

CAPÍTULO III
REPRESENTACIÓN HISTÓRICA DE LAS TEORÍAS DE ENFERMERÍA

"LA CONCIENCIA DEL INCONSCIENTE, EL AMOR A LA VIDA DEL SUICIDA, LOS OJOS DE QUIEN HA PERDIDO LA VISTA, EL MEDIO DE LOCOMOCIÓN PARA EL INFANTE, LA VOZ DE LOS DÉBILES O INCAPACES DE HABLAR" (VIRGINIA HENDERSON)

Durante los años 1860 hasta 1959

- Supuesto teórico del entorno. (1860). Promulgado por Florence Nightingale.
- Modelo de Relaciones Interpersonales. (1952). Promulgado por Hildegard Peplau.
- 14 necesidades básicas del ser humano. (1955). Promulgado por Virginia Henderson.

Durante los años 1960 hasta 1969

- Tipología de los 21 problemas de enfermería. (1960). Promulgado por Faye Abdellah.
- Teoría del proceso deliberativo. (1961). Promulgado por Ida Orlando.
- Modelo del núcleo del cuidado y la curación. (1962). Promulgado por Lydia Hall.
- Teoría del arte de cuidar de la enfermería clínica. (1964). Promulgado por Ernestine Wiedenbach.
- Modelo de la conservación. (1966). Promulgado por Myra Levine.
- Modelo de sistemas conductuales. (1969). Promulgado por Dorothy Johnson.

Durante los años 1970 hasta 1979

- Modelo de los seres unitarios. (1970). Promulgado por Martha Rogers.
- Teoría general de la enfermería. (1971). Promulgado por Dorotea Orem.
- Teoría del logro de metas. (1971). Promulgado por Imogene King.
- Modelo de sistemas. (1972). Promulgado por Betty Neuman.
- Modelo de adaptación. (1976). Promulgado por Callista Roy.
- Teoría de la diversidad y la universalidad de los cuidados culturales. (1978). Promulgado por Madelaine Leininger.
- Teoría del cuidado humano. (1979). Promulgado por Jean Watson.
- Durante los años 1980 hasta 1989.
- Modelo conceptual de enfermería. (1980). Promulgado por Evelyn Adam.
- Modelo de interaccionismo simbólico. (1980). Promulgado por Joan Riel -Sisca.
- Teoría del desarrollo humano. (1981). Promulgado por Rosemary Rizzo.
- Modelo de la perspectiva de vida. (1982). Promulgado por Joyce Fitzpatrick.
- Modelo de interacción padre-hijo. (1983). Promulgado por Kathryn Barnard.
- Teoría de modelación del rol. (1983). Promulgado por Helen Erickson, Evelyn Tomlin y Mary Ann Swain.
- Modelo del aprendiz al experto. (1984). Promulgado por Patricia Berner.
- Teoría del talento para el papel materno. (1985). Promulgado por Ramona Mercer.
- Teoría de la salud. (1986). Promulgado por Margaret Newman.

COMPONENTES DE LOS MODELOS CONCEPTUALES

Son muy comunes en casi todas las teorías y son considerados metaparadigmas. Persona, entorno, salud y cuidados de enfermería.

"El modelo se estructura en cuatro subsistemas, múltiples áreas de influencia y dominios, así como varios metaparadigmas que justifican el fenómeno científico. Entiende al hombre como un todo, contemplando su familia, entorno y diversidad cultural de cada persona. El libro incluye un análisis con otros modelos transculturales y códigos deontológicos en vigor".

Persona

Desde la visión de enfermería, se reconoce al ser humano como un ser biopsicosocial, sin dejar de lado su parte espiritual. Son dos situaciones únicas e indivisibles, regulando lo externo con lo interno en un biosistema armónico entre las necesidades básicas humanas, esto es, la extensión biológica. La dimensión que diferencia a los seres humanos y los individualiza, es la relación entre los psicosocial y lo espiritual, con todas las funciones cognitivas implícitas en un mundo de razonamiento y decisión constituido por familia y sociedad.

Entorno

Palabra usada por Florence Nightingale, cuando por primera vez le dio importancia significativa a la relación del medio con la persona. Todo aquello que le rodea debe generar estabilidad, socializando con el ser desde el nacimiento hasta morir, en un proceso fisiológico degenerativo propio. Es una acumulación de saberes y experiencias de un entorno bien vivido y percibido globalmente desde una visión diferente.

Salud

El vocablo salud, usado en los metaparadigmas de enfermería, se aborda con la finalidad de medir el efecto pertinente de las medidas adoptadas en la prevención y la promoción de la salud, como situaciones reales de sus saberes en la condición sanitaria; consecuencia de la interacción dinámica y multicausal, en una experiencia individual considerando lo físico, lo psíquico y lo social.

Cuidados de enfermería

El cuidado al "ser humano" desde la concepción de ser "disminuido", considerando los elementos principales del cuidado, aquellos aspectos afectivos que se relacionan con la actitud y el compromiso, asumido en el momento del Juramento de Crimea. Cuidar es servicio y asistencia con responsabilidad, aplicando el juicio crítico metodológico y ofertando cuidados oportunos, seguros, integrales, sustentados en la coordinación y organización de adecuar la atención a las necesidades individuales del enfermo, a las demandas de sus familiares y de la comunidad.

TEORÍAS RELEVANTES

Los esfuerzos por precisar el cuidado de enfermería, que aún se ejercen con relativa aceptación disciplinar, se evidencian durante la formación universitaria, influyendo en el pensamiento desarrollador de los modelos conceptuales y teorías que delimitan las líneas de gestión sobre el perfil profesional. Modelo conceptual o teoría de enfermería son planteamientos que caracterizan el cuidado enfermero.

Florence Nightingale y su postulado: "TEORÍA DEL ENTORNO"

Precursora de la enfermería, en el año 1851 imparte sus conocimientos en Alemania. En la guerra de Crimea defendió la posición de atención directa a los soldados heridos.

Cultivó y planteó su filosofía con las experiencias de años de trabajo, en aquellos tiempos, considerado exclusivamente de caridad. Nightingale es la primera postuladora teórica y su modelo conceptual es el resultado de la interpretación de sus propios escritos. Escribió el libro: "Notas de Enfermería" y fue el primer aporte para empezar con el reconocimiento profesional. Publicado en 1852, el objetivo principal de su modelo conceptual es conservar la energía vital del paciente partiendo de la acción que ejerce la naturaleza sobre los individuos.

Su modelo conceptual lo relaciona con el medio ambiente, determinando la armonía entre el hombre y todo lo que lo rodea. Son cinco enunciados básicos los que promueve Nightingale: Agua pura, aire puro, desagües eficaces, limpieza y luz. Elementos favorecedores del bienestar de la salud, cuando son bien utilizados.

Para Florence la atención domiciliaria es un factor importante y decisivo en promover la salud, enseñando a los enfermos u otros colectivos humanos, las formas correctas de ayudarse a sí mismos, de tal forma desarrollan su independencia. Con tan brillante labor se consigue reducir la mortalidad, planteando correctivos a los problemas de saneamiento básico.

El modelo conceptual de Florence fue tomado como referente teórico para la construcción científica de otros modelos conceptuales como son: De la Adaptación, de las necesidades y del estrés.

Virginia Henderson y su postulado: "*DEFINICIÓN DE ENFERMERÍA*".

Ampliando el horizonte de la labor de la enfermería, Henderson añade a su concepto los principios fisiológicos y psicopatológicos, planteando el modelo de la independencia en la satisfacción de sus necesidades básicas, formuladas por la autora.

Siete pertenecen a la fisiología.
Dos pertenecen a la seguridad.
Dos pertenecen al afecto.
Tres pertenecen a la autorrealización.

Respirar normalmente, beber y comer adecuadamente, eliminar adecuadamente desechos y secreciones humanas, moverse y mantener una buena postura; dormir y descansar, vestir y desvestirse, mantener la temperatura corporal en límites normales, mantener la higiene personal y proteger los propios, detectar y evitar los peligros y evitar perjudicar a otros, comunicarse con los semejantes, reaccionar según las propias creencias y valores, ocuparse para sentirse realizado, recrearse y entretenerse, y aprender en sus variadas formas.

También publicó, en el año 1955, un libro cuyo tema es "Definición de Enfermería". En 1966 emitió una nueva versión mejorada.

El pensamiento de Virginia Henderson permite expandir el conocimiento de la enfermera sobre el paciente como una persona que necesita asistencia para recuperar la salud, independencia o una muerte tranquila.

La teoría es congruente e independiente en la capacidad del individuo para reaccionar al logro de las 14 necesidades. Se inicia de manera incipiente con un plan de cuidados individualizados.

Faye Glenn Abdellah y su postulado: "TEORÍA DE TIPOLOGÍA DE LOS PROBLEMAS DE ENFERMERÍA"

El método de resolución de problemas es el modelo para construir una propia doctrina dentro de la enfermería y contribuye al crecimiento profesional. Los intereses de los profesionales van dirigidos a mejorar la calidad de los cuidados de salud para los ciudadanos, integrando la ciencia con la actitud y explicando que las capacidades y las técnicas de la enfermería están para socorrer a las personas sanas o enfermas y cubrir sus necesidades de salud.

El método para la resolución de problemas fue la base de su modelo, valorando de manera cualitativa la molestia para resolver el problema, mientras se ejecutan los cuidados a los enfermos.

Su fuente teórica es el desarrollo de 21 problemas de enfermería, integrados en la práctica y la teoría.

En resumen, los tipos de problemas de enfermería los considera como posibles soluciones; en general es el paciente o sus familiares a los que el profesional de enfermería ayuda a resolver.

- Cuidar el aseo general y la estabilidad física.
- Orientar con normas y técnicas de cuidado la actividad física, el descanso y el dormir.
- Promover la seguridad por medio de la prevención de accidentes, lesiones u otros traumatismos, evitando la propagación de enfermedades.
- Mantener una mecánica corporal correcta y evitar corregir las deformaciones.
- Facilitar el mantenimiento del aporte de oxígeno a todas las células del cuerpo.
- Facilitar el mantenimiento de la nutrición de todas las células del cuerpo.
- Facilitar la evacuación.
- Facilitar el mantenimiento del equilibrio hidroeléctrico.
- Reconocer las respuestas fisiológicas del cuerpo ante cuadros clínicos patológicos, fisiológicos y compensatorios.
- Facilitar el mantenimiento de la mecánica y las funciones de regulación.
- Facilitar el mantenimiento de la función sensorial.

- Identificar y aceptar las expresiones entre emociones y la enfermedad orgánica.
- Favorecer y establecer comunicación verbal y no verbal.
- Facilitar el avance hacia la consecución de las metas espirituales personales.
- Crear y/o mantener un entorno terapéutico.
- Facilitar el conocimiento de uno mismo como individuo con necesidades físicas, emocionales y de desarrollo variable.
- Aceptar los objetivos óptimos posibles a la luz de las limitaciones existentes, físicas y emocionales.
- Usar los recursos de la comunidad como ayuda para resolver los problemas que surjan como consecuencia de las enfermedades.
- Comprender el papel de los problemas sociales como factores que influyen en el origen de las enfermedades.
- Promover el desarrollo de relaciones interpersonales fructíferas.

Todos los problemas detallados son situaciones que el profesional de enfermería ayuda a resolver desde sus competencias, determinando que el problema puede ser evidente o encubierto. Es evidente que los supuestos de su modelo conceptual se enfocan en la Enfermería para ayudar a solucionar las necesidades de un individuo. Persona con funciones físicas, emocionales y psicológicas. Salud: Estado en el que una persona no tiene necesidades insatisfechas ni deterioros reales o imprevisibles. Entorno: Las consecuencias son producto de la interacción con el individuo, pero la enfermera/o forma parte del mismo ambiente.

Dorothea Orem y su postulado: "*TEORÍA GENERAL DE LA ENFERMERÍA*"

Orem se inspiró en los modelos ya existentes de Florence Nightingale, Hildergard Pepalu y Martha Rogers. Se evidencian en su teoría general del autocuidado, tres subteorías. Publicó su libro "Concepts of Practice" en el año 1971. Considera que Virginia Henderson tiene razón al enfocar la enfermería desde la ayuda ofrecida al individuo a mantener por sí mismo acciones de autocuidado. Sin embargo, se diferencia por preservar la salud y la vida recuperando todos los estados hemodinámicos, afrontando las secuelas que se derivan.

La Teoría del autocuidado

Es un mecanismo de acciones concretas enseñadas por un experto y aprendidas por un individuo, en bien de conseguir objetivos regulando el desarrollo, el funcionamiento, la salud y el bienestar. Además, Orem define tres requisitos necesarios para cuidarse en situaciones de desequilibrio o mantenimiento de la salud:

1) Requisito de autocuidado universal. Prácticamente todo el medio social y ambiental para prevenir riegos en la salud.

2) Requisito de autocuidado del desarrollo. Suplir las condiciones adversas y fomentar las existentes en todas las etapas del desarrollo del ser humano.

3) Requisitos de autocuidado de desviación de la salud. Aquellas alteraciones mórbidas relacionadas a los estados de salud.

La teoría del déficit de autocuidado

Determina a través de la comprobación, la etiología del déficit de autocuidado en la que incurren algunos individuos, siendo valiosa la participación de enfermería.

La teoría de sistemas de enfermería. El grado de comprensión del profesional de enfermería le permite identificar tres tipos de sistemas:a) Sistemas de enfermería totalmente compensadores. Son aquellos ejecutados exclusivamente por la enfermera/o para subsanar la imposibilidad, con sustento teórico y protección.

b) Sistemas de enfermería parcialmente compensadores. Se fundamentan en la acción de la enfermera/o y la acción del paciente, como medidas paliativas o preventivas en la promoción del autocuidado

c) Sistemas de enfermería de apoyo-educación. Es considerado el plan o régimen planificado y controlado dirigido hacia el paciente, con el objetivo de cumplimiento desde la independencia parcial que éste pueda conseguir iniciando el apoyo emocional dando eficacia y fomentando la independencia.

Las actividades de autocuidado son aprendidas conforme el individuo madura, cuando la enfermera/o, en su rol de protectora-educadora, hace posible intencionadamente cumplir los objetivos.

Martha Rogers y su postulado: "MODELO DE LOS PRINCIPIOS VITALES"

El modelo teórico de Rogers agrupa tres procesos importantes del desarrollo de la ciencia enfermería, y son: Teoría de sistemas, teoría física electrodinamismo y seres unitarios como campo de energía.

Aplica la dinámica no lineal de la física cuántica, relacionando dos campos, el humano y el entorno y cambiando el término hombre unitario por ser humano unitario, con la finalidad de no relacionar diferencias masculinas o femeninas. Es un modelo abierto innovador, con múltiples disciplinas de tipo abstractas que delimita en ser unitario, ser abierto, ser unidireccional, con enlace en sentimientos, pensamientos y patrones de comportamiento.

Enfatiza que la recolección de datos debe ser con aspectos claros y puntuales, utilizando técnicas intelectuales y manuales, estableciendo objetivos hacia los cuidados de enfermería y que los procesos de evaluación sean dirigidos a problemas reales o potenciales, regulando las relaciones con el ser humano y su entorno. Para dar veracidad a su versión, plantea cuatro bloques potenciales en armonizar enfermera-hombre-entorno.

a) Campo energético. Todo lo que vive late de energía. Según Rogers, la fuerza y la energía en el cuerpo tienen un campo energético que abarca la totalidad del ser humano.

b) Universo de sistemas abiertos: Integralidad – variabilidad – Múltiple. Es decir, son varios los campos energéticos que están en constante evolución.

c) Patrones. La individualidad como característica en los campos energéticos, valida la interacción del individuo como ser único e indivisible.

d) Tetra dimensionalidad. Hace referencia literal al ser humano como un artefacto con vida útil programada. Es un mecanismo de acción propio de la vida, mediante la reacción a situaciones temporales.

La salud es un equilibrio total del ser humano, mantenido en condiciones favorables y desarrollando el máximo potencial de salud.

El aporte teórico específico es considerar a los seres humanos como unitarios, con capacidad de relacionarse con el entorno.

Calixta Roy y su postulado: "MODELO DE ADAPTACIÓN"

La inspiración para elaborar su teoría fue un trabajo de psicofísica que trata sobre la capacidad de los niños para adaptarse a los cambios más significativos, elaborado por Harry Nelson. Publicó su libro, titulado: "Introduction to Nursing: An Adaptation Model", en dos ediciones en los años 1976 y 1984.

La extensión del rol de enfermería en el cuidado de las personas en todos los procesos adaptativos afines con la situación del otro, se profundizan en el campo humanístico.

a) Desde la perspectiva holística, considera la trascendencia del ser, para lograr su autorrealización.
b) Los seres humanos son responsables y autónomos.
c) Todos los seres humanos son únicos y significativos.
d) La capacidad de interpretar los sucesos y apreciar la realidad que les rodea.
e) Cuestionar la actitud, los valores, los principios y sus vivencias.

Holismo y trascendencia. La totalidad del ser humano en equilibrio desde las diversas etapas de la vida, relacionada con la trascendencia más allá de la muerte.

Autodeterminación. Propia del paciente o de los sujetos en los procesos de adaptación en mantener, mejorar o recuperar la calidad de vida.

Humano único e indivisible. El sujeto no permite comparaciones con otros sujetos, por lo tanto, los planes de adaptabilidad realizados por la enfermera/o dependen de las características visualizadas de la atención integral, personalizada y libre de riesgos.

Transformación y conciencia humana. El proceso intelectual basado en la lógica existencial, con un comportamiento humanista con relación al conocimiento-veracidad-madurez y orientación.

Adaptación. Es la situación del proceso vital concebido en tres paralelismos: integrado, compensatorio y comprometido.

El ambiente reúne las condiciones necesarias en las cuales el ser humano se adapta a determinadas circunstancias que dependen del comportamiento y la consideración por el individuo que ha de mantenerlo saludable. Los estímulos son el punto de interacción del individuo con el ambiente. Esos estímulos son: Focales, que pueden ser adaptativos o inefectivos. Contextuales, aquellos coadyuvantes de mejorar o empeorar la situación. Residuales, efectos que carecen de características definitorias en los sistemas adaptativos humanos.

En definitiva, la idea general de este modelo es la adaptación a las circunstancias internas o externas del individuo o del entorno.

Dorothy Johnson y su postulado: "*MODELO DE SISTEMAS CONDUCTUALES*"

Su modelo se basa en la idea de Florence Nightingale, que textualmente manifiesta: "La enfermería está designada para ayudar a las personas a prevenir o recuperarse de una enfermedad o una lesión". Presenta siete subsistemas integrados e interdependientes, con enfoques psicológicos, sociológicos y etnológicos. Los mismos que son estructurales y funcionales.

De dependencia. Es relativo a ceder a la dependencia total o la colaboración con el personal de enfermería. La evolución del cuidado se basa en la atención y la asistencia física.

De ingestión. Todas las situaciones cumplidas para favorecer y satisfacer el apetito. Dependiendo de factores biológicos, ecológicos y sociales.

De eliminación. La organización y el ritmo adecuado en cuanto a las condiciones que favorecen una eliminación adecuada. Influyen también procesos psicológicos.

Sexual. La satisfacción voluntaria, adecuada y asumida con responsabilidad, permite decidir unirse en pareja o asumir la libertad amplia de su deseo sexual.

De agresividad. Enfatiza en respetar los espacios de cada uno en un sociedad o entorno lleno de conflictos. Se incentiva a controlar factores de riesgo y a dominar los impulsos.

De realización. La superación conseguida con la obtención de logros, influye en las cualidades intelectuales, físicas, mecánicas y sociales.

De afiliación. Asumir el propio desempeño de protección aprendiendo a sobrevivir en un entorno, cuando el equilibrio se altera.

Además de cuatro metaparadigmas:

Persona. Adaptarse a un medio con esfuerzo constante y con capacidad de interactuar.

Entorno. Lo interior del ser humano y lo externo tomado del entorno.

Salud. Mantener equilibrio y estabilidad.

Enfermería. Acciones conjugadas para lograr la adaptación.

El modelo del sistema conductual es la base del cuidado de enfermería eficiente, eficaz y direccionado, compuesto por características estructurales:

Protección de las influencias nocivas.
Provisión para el ambiente de consolidación.
Estimulación del crecimiento.

A modo de conclusión, con este modelo se proveen direcciones metódicas para evaluar la labor de enfermería y alcanzar un plan de vigilancia del paciente.

Hildegard Peplau y su postulado: "MODELO DE RELACIONES INTERPERSONALES"

En 1952 publica su modelo en el que integra las teorías:

1. Psicoanalíticas.
2. Aprendizaje Social.
3. Motivación humana.
4. Desarrollo de la personalidad.

Está considerada una gran intelectual y teorista. El método significativo para la práctica autodirigida en la asistencia sanitaria, en su experiencia y estudios relaciona el cuidado del ser humano en la expresión de los sentimientos y comportamientos psicológicos; situaciones antes no explotadas ni incorporadas en las intervenciones de enfermería. Prácticamente el cuidado se encamina a mirar al paciente como un ser que siente, crece, necesita, quiere y cree, en circunstancias no favorables. Entonces es válido que el profesional de enfermería se convierta en visión, tacto, olfato, gusto y oído en un proceso interactivo en bien de aliviar los procesos insatisfechos del paciente. Anticiparse a esas necesidades es forjarse situaciones de enriquecimiento mutuo. Eso es el proceso interpersonal.

Es importante determinar que los procesos conductuales y el equilibrio psicológico en las/los enfermeras/os debe ser óptimo, en tanto no podría darse la comprensión de la conducta del paciente, tampoco se podrían identificar sus cualidades.

La esencia de su teoría se plasma en cuatro fases de relación:

1. Orientación. Se basa en la ayuda que presta la enfermera con los otros miembros del equipo de salud. Se debe realizar anamnesis con precisión, así se esclarecen y se refuerzan dudas, se identifican problemas y se ejecutan medidas, todo en colaboración con otras personas relacionadas con el paciente.

2. Identificación. Tanto el paciente como la enfermera/o mutuamente participan en la fase de integración en recibir y dar la ayuda, respectivamente.

El paciente explora y expresa sus sentimientos y la enfermera/o los distingue y esclarece las incertidumbres.

3. Explotación. Llegar a la plena realización a través de los cambios mejorados en el proceso de relación enfermera-paciente.

4. Resolución. Fomentar el cuidado para elevar el máximo de recuperación, en un proceso previo de aprendizaje y maduración.

Según Peplau, la enfermería es un proceso interpersonal beneficioso, que se logra con la colaboración con las personas, cuya dinámica de vida es mantener el equilibrio entre salud y los procesos mórbidos. La enfermedad surge como consecuencia de alteración en el sistema inmunológico. La salud es necesaria para la participación productiva en un determinado grupo social. El entorno es el lugar donde el interactuar enfermera/o – paciente se desarrolla bajo la construcción de los planes de bienestar y atención.

En la perspectiva de la teoría con el paciente se describen funciones específicas que deben ser atendidas en todo el proceso de la psicodinámica.

1. Papel del extraño. Es una fase de desconocimiento personal, preocupa, altera o aflige al paciente. Precisamente en ese primer momento la enfermera/o debe lograr la empatía, brindado todo el apoyo sin realizar juicios de valor sobre la persona.

2. Papel de persona – recurso. El desconocimiento, la desconfianza y el temor, son controlados con los argumentos teóricos, considerando el enfoque de acuerdo con las capacidades intelectuales y el nivel cultural del paciente. Preguntas y respuestas.

3. Papel docente. La enseñanza instructiva y la enseñanza experiencial, con la finalidad de informar y usar el recurso básico del aprendizaje basado en experiencias.

4. Papel conductor. Participación paciente - enfermero/a. Colaboran en el proceso de enfermedad o recuperación.

5. Papel de sustituto. Puede el enfermero/a reemplazar a un familiar o a un tutor, pero es importante involucrar planes de auto asistencia en función de establecer la dependencia e independencia en la relación del cuidador.

6. Papel de consejero. Orientación para asumir las experiencias respondiendo a las necesidades del paciente e integrando la experiencia transitoria con la realidad.

El logro de metas se consigue promocionando el desarrollo de habilidades, afrontando los problemas, consiguiendo salud óptima y la participación – cooperación mutua.

Lydia Hall. y su postulado: "MODELO DEL NÚCLEO, EL CUIDADO Y LA CURACIÓN"

La base fundamental del postulado teórico de Hall, es reconocer al ser humano en su totalidad, carente de cuidados integrales aun en estados no patológicos, partiendo de la visión exclusiva de un profesional de la enfermería, como único responsable de brindar atención promocionando la globalidad de la atención. Es decir, direccionar cuidados a la familia con la finalidad de mantener el equilibrio de salud siempre estable.

Los elementos principales son: Enfermería, persona, salud y entorno. Hall revisó enunciados teóricos de Carl Rogers, Harry Sullivan y John Dewey, con los cuales fundamentó su postulado, haciendo énfasis en el cuidado integral.

Refiriéndose al metaparadigma sobre la Persona, se permite hacer la partición en tres: persona como tal, cuerpo y enfermedad, mencionando a la enfermedad como parte inherente de la persona. Entorno: Manifiesta la variabilidad y la vulnerabilidad. Sin embargo, orienta su teoría a la plena realización de la persona, con la ayuda de un profesional de enfermería. Salud: Lograda exclusivamente con estilos de vida y comportamientos saludables, es parte importante de la selección teórica en enfermería, desde la visión educativa. Enfermería: Plantea conducir hacia el desempeño óptimo su triada teórica: núcleo, cuidado y curación, asignado funciones específicas integrales desde un profesional de enfermería capaz de fomentar el proceso de enseñanza- aprendizaje.

Imogene King y su postulado: "TEORÍA DEL LOGRO DE METAS"

Basado en el principio de relación y análisis del postulado teórico de Imogene King, resulta poco concordante establecer un punto diferente cuando desde sus inicios plasma su fundamentación en tres aspectos enfocados a lo social y que no derivan directamente hacia la esencia de la enfermería. Manifestar la situación meta paradigmática, es incurrir hacia la realidad de una enfermería que no cuida, pero que se dedica a tiempo completo al estudio de las conductas y del comportamiento. King aborda su conceptualización desde un modelo inductivo, animando a la enfermera y al paciente a intercambiar experiencias e información, que cualifican resultados erróneos al producir expectativas dinámicas incongruentes, generando estrés cuando afirma que las enfermeras contribuyen con instrucciones y experiencias específicas para el proceso de enfermería y el paciente expresa autoconocimiento y percepciones.

Esta teoría de King justifica que el sistema interpersonal y las interacciones, permitirán entornos relajantes entre las relaciones enfermera-paciente. Sin embargo, esta situación no es fidedigna en función de si existe o no la interacción enfermera-paciente; por lo tanto, los objetivos no serán eficaces, porque en esta dualidad, cada ser humano tiene percepciones muy diferentes que permiten generalizaciones sobre las personas, los objetos y las cosas.

Las palabras salud-yo-Interacción-percepción-comunicación-transacción-rol-estrés-crecimiento-desarrollo- y tiempo-espacio, cumplen realidades específicas en procesos de salud-enfermedad cuando se relacionan los seres entre sí, cuando el cuidado enfermero enfoca la atención al ser holístico y cuando en el dúo enfermera-paciente, cada uno percibe situaciones que pueden dar connotaciones no reales. Por lo tanto, la consecución del logro de metas difiere mucho de las respuestas humanas alteradas y de la atención de enfermería, determinando fenómenos variables no fáciles de establecer, respuestas favorecedoras de interacción, percepción y comunicación efectiva.

Myra Estrin Levine y su postulado: "MODELO DE LA CONSERVACIÓN"

El modelo de la conservación, enunciado por Myra Levine, abarca tres significaciones: globalidad, adaptación y conservación. Para contextualizar el origen de su teoría, la autora se remonta a causas determinadas y elementos variados, con autores como Nightingale, Beland, Goldstein, Hall y Dubos, que influyeron ampliamente en el desarrollo de su postulado teórico.

Los elementos principales de su modelo son: nivel perceptivo, patrones adaptativos, condiciones del entorno, nivel conceptual, patrones culturales y existencia espiritual. La primera connotación del cuidado, según Myra Levine, está en línea paralela con la respuesta individual y el entorno, recibiendo influencias positivas de los patrones adaptativos, que reconocen la dimensión física en niveles de integración desde las expresiones mínimas, como es la lucha ante la adversidad cuando el individuo siente temor. El mecanismo de defensa es un modo de curación en tiempo limitado, cuando los tejidos del paciente se desgastan, provocando cambios estructurales.

En este postulado, el término "troficognosis" es un juicio clínico de alternativa en la realización del diagnóstico enfermero. Con la conservación, las interacciones e intervenciones de enfermería se enfocan a conseguir el equilibrio y mantenimiento de la salud, considerando a la PERSONA como un ser holístico desde la interacción humana, incorporando principios científicos y brindando CUIDADOS DE ENFERMERÍA renovados, apropiados, favorecedores, éticos y científicos, contribuyendo a la renovación del bienestar personal, considerando que la SALUD no solamente es la ausencia de patologías asociada al ENTORNO interno y externo del individuo.

La acción-intervención-cuidado-educación realizada por las enfermeras/os determinan situaciones de conservación en cuatro espacios: la energía individual, la integridad estructural, la integridad personal y la integridad social, haciendo hincapié en la lógica deductiva, con la cual se describen las habilidades y destrezas definiendo en todo momento los principios científicos.

Patricia Benner y su postulado: *"MODELO DEL APRENDIZ AL EXPERTO"*

La teoría general de sistemas, las ciencias de la conducta y el razonamiento inductivo y deductivo, son la base fundamental para postular su teoría. Los referentes usados para crear su postulado son "La diferencia del saber práctico y el saber teórico", "La ontología de cuidado y las prácticas del cuidado", "El modelo de adquisición y desarrollo de habilidades", "El concepto de experiencia definido como el resultado de cuestionar, especificar o negar las nociones preconcebidas en una situación" y "Teoría del estrés y el afrontamiento". Sus elementos principales son: Enfermería, persona, situación y salud.

Enfermería: Es la relación existente en condiciones factibles de interés, desde la práctica del cuidado, aplicación de la ciencia, humanización y habilidad.

Persona: Aprender desde la enfermería a determinar a cada ser, desde las experiencias vitales, con empatía dual entre integridad e integralidad, para aplicar cuidado.

Situación: Dar el lugar preciso al individuo, colocarse también en su lugar, para entender desde un proceso interactivo el cuidado preciso a brindar, sin desplazar sentimientos que aborden lástima.

Salud: Desde la enfermería y del cuidado enfermero, es buscar estrategias individualizadas entre estar bien y estar enfermo. Se debe valorar la experiencia humana desde el bienestar como experiencia y de la enfermedad como resignación, desde un enfoque personalista.

Benner descubre que las expectativas y escenarios desconocidos con relación a procesos de formación en áreas específicas, bloquean cuando no son previamente discutidos o analizados entre el experto y el principiante; además, argumenta que el conocimiento clínico se encuentra en las percepciones y no en los preceptos, recalcando que el juicio enfermero es del experto y no del principiante. Al principiante compete iniciar valoraciones globales evitando análisis críticos formales. El conocimiento clínico no limita el accionar del principiante, su nivel aumenta hasta llegar a valorar completamente una situación clínica real. Algunos términos de principiante a experto: Excelencia y dominio de la práctica de la enfermería clínica.

- Principiante: Carece de experiencia.
- Principiante avanzado: Domina situaciones no complejas, accionar limitado.
- Competente: Ejerce su rol dominando situaciones ya conocidas, sin llegar al liderazgo.
- Eficiente: Domina escenarios complejos y reconoce intuitivamente situaciones reales, teniendo liderazgo.
- Experto: Identifica el origen del problema, actúa rápidamente en la búsqueda de soluciones y puede liderar una o más situaciones.
- Aspecto de una situación: Gracias a la experiencia, se reconocen situaciones significativas.
- Competencia: Es la relación de diferencia entre funciones y capacidades de cada enfermera, aprendiz y experta.
- Dominio: Situación que origina la adquisición de habilidades para el aprendiz y reforzamiento de técnicas en el experto.
- Experiencia: La adquisición de condiciones en el manejo de cada situación de aprendiz y en el experto conocimiento incorporado e ilustrado mentalmente para actuar.
- Importancia: Dar el significativo a cada realidad presente.
- Comportamiento: Modos de actuar en cada situación. Un experto lo hace con seguridad, un aprendiz balancea su estilo mientras interactúa.

Las características definitorias del postulado de Benner giran alrededor de cuatro elementos: Simplicidad, consecuencia deducible, generalidad y precisión empírica. El enfoque se generaliza en 7 dominios extraídos de 31 competencias que se identificaron según la similitud y la intención.

1. El rol de ayuda.
2. La función de enseñanza-formación.
3. La función de diagnóstico y seguimiento del paciente.
4. La gestión eficaz de las situaciones que cambian con rapidez.
5. La administración y la vigilancia de las intervenciones y de los regímenes terapéuticos.
6. El seguimiento y la garantía de calidad de las prácticas de cuidado de la salud.
7. Las competencias organizadoras del rol de trabajo.

Linda Carpenito y su postulado: "MODELO BIFOCAL"

El postulado se direcciona en la elaboración-creación de planes de cuidados estandarizados, aplicados al ser humano con alteración o desequilibrio en su proceso salud-enfermedad. Con el uso del modelo es fácil realizar el examen físico y la valoración, a través de la cual se identifican problemas independientes e interdependientes. Los primeros son etiquetados con autonomía de enfermería y los segundos se ejecutan con otros miembros del equipo de salud.

El plan de cuidado tiene referentes metodológicos científicos, para estandarizar cuidados fundamentados en el proceso de atención de enfermería. La taxonomía NANDA – NIC – NOC, avalan el modelo bifocal, con el planteamiento de diagnósticos de enfermería que surgen del problema independiente y otros problemas llamados interdependientes, que surgen de acciones interdisciplinarias entre enfermeras y cualquier otro profesional del equipo de salud.

LOS ENFERMOS/AS NO SOMOS VOCACIÓN, SOMOS ESTUDIO Y RELACIÓN SOCIAL

Los cuidados de enfermería nacen con Florence Nightingale, cuando en la Guerra de Crimea, realizó actividades relacionadas con el aseo y el control de pacientes, logrando resultados importantes. Por ejemplo, reducir los índices de mortalidad y la fundación en Londres de una entidad educativa para formar enfermeras.

Después de la Segunda Guerra Mundial, en la década de los 50, gran número de enfermeras generaban hipótesis sobre diferentes momentos vividos en relación al paciente, desde el momento de su ingreso, hasta su egreso por cualquier causa, aplicando el término "Proceso". En el año 1953 ya se utilizó el término "Proceso de atención de enfermería", miso que asociaron a otro término nuevo que actualmente se conoce como "Modelo conceptual".

El modelo conceptual son enunciados teóricos de doctrinas para dar cientificidad a la profesión de enfermería; las primeras teóricas son Orem, Henderson, Rogers, Neuman y Roy. Los referentes teóricos responden al origen de la enfermería y las bases teóricas sirven para sustentar los modelos. Existen tendencias de los modelos conceptuales que sirven para clasificar. Según algunas variantes:

Tendencia naturalista. Nightingale postula la relación de los cuidados de enfermería con el entorno adecuado, considerando que el hábitat ejerce acción sobre los sujetos en período de dolencia.

Tendencia de suplencia y ayuda. Se considera que el rol fundamental de la enfermera/o, es cuidar y ayudar en la realización de las acciones a un paciente cuando su proceso de salud-enfermedad se altera en alguna de sus etapas del ciclo vital, destacan Orem y Henderson.

Tendencia de interrelación. Se la denomina así, gracias a la base fundamental teórica de algunos postulados enunciados por Peplau, Roy, Rogers y Levine, que en común usan términos como relación, relaciones interpersonales o relación del individuo con el medio externo.

Los modelos conceptuales se organizan según las ideas principales de sus postuladoras. Tenemos:

- Modelo de interacción. Ida Orlando, año 1961. En 1980 Riehl y en 1981 Kim. Teoría de la interacción-comunicación.
- Modelos evolucionistas. En 1983 Thibodeau y en 1952 Peplau. Teoría del desarrollo o cambio.
- Modelos de necesidades humanas. Henderson, año 1966; 1970 Rogers, 1980 Orem y Roper. Se fundamenta en las necesidades humanas como el eje de acción de enfermería. 1980.
- Modelos de sistemas. 1980, Roy y Johnson. 1982, Newman. Teoría General de Sistemas.

CAPÍTULO IV
ESTRÉS LABORAL EN EL PERSONAL DE ENFERMERÍA

Las etapas formativas de la enfermería, en muchas ocasiones cambian la imagen de los formandos, cuando se enfrentan a situaciones jamás vividas y que impactan generando incomodidad en su diario vivir.

Contemplar las horas de unión al sufrimiento del paciente, jornadas extensas de labores, presión de otros profesionales y las críticas destructivas, crean estrés.

El estrés afecta con elevada incidencia a nivel mundial y se convierte en factor amenazador cuando la capacidad de respuesta y tolerancia sobrepasa la capacidad individual.

Definiendo la palabra estrés, es la causa ante la reacción de las demandas estresantes que reciben respuesta, presentándose reacciones emocionales negativas entre ellas: ansiedad, ira y depresión.

Hans Selye, en el año 1926, postuló por primera vez el término, enfocando la respuesta del organismo al estímulo.

Los requisitos innatos y adquiridos por el grupo de enfermeras/os para brindar cuidados de calidad, no están limitados sólo a lo científico; la situación de equilibrio mental y físico permite actuar en su rol de manera eficiente en la práctica diaria, con las personas que lo rodean en su labor profesional.

Fisiológicamente, el estrés es una respuesta de reacción del sistema nervioso autónomo, que conscientemente no es fácil de controlar, provocando alteraciones en la frecuencia cardiaca y tensión arterial, entre otras. Cuando las enfermeras logran manejar las situaciones de estrés de manera saludable, activan estrategias y criticidad para crecer y madurar, con resultados reales, impidiendo que la relación asimétrica del cuidado desgaste las características personales o atrofie destrezas, habilidades y actitudes.

Algunas manifestaciones de estrés en el personal de enfermería son:

Emocionales. Se presentan en espacios laborales de larga estancia hospitalaria, afectan directamente, alteran procesos fisiológicos y se tratan de reacciones inquietantes, nerviosas; desean que algo suceda para que termine la espera. También se presenta irritabilidad y mal genio o miedo ante situaciones que no se puedan resolver con facilidad y reciben improperios por parte de familiares o del mismo grupo de servidores de la salud.

Mentales. En las estancias hospitalarias asociadas a la jornada laboral y a la gran cantidad de pacientes en un servicio, se genera preocupación excesiva y la capacidad de concentración disminuye notablemente, creando preocupación excesiva.

Comportamentales. Las enfermeras/os, en las alteraciones comportamentales, presentan movimientos repetitivos en extremidades inferiores y a nivel de manos, incrementan actividades de fumar o comer.

El estrés laboral en las enfermeras/as se relaciona directamente con la responsabilidad que implica cumplir varios roles a la vez, que desajustan su entorno social, familiar y de pareja. Varias situaciones son: inadecuado ambiente, carga extrema, alteraciones hemodinámicas, responsabilidades múltiples e inestabilidad laboral.

Las funciones inherentes a la enfermería son calificadas como intrínsecamente estresantes, por la relación con la enfermedad, el dolor, el desequilibrio psicológico, la incapacidad y la muerte.

El cuerpo con estrés

El cerebro percibe la amenaza, los pulmones se expanden para enviar más oxígeno, el corazón aumenta el bombeo de sangre, el hígado libera glucosa extra como energía, el estómago se contrae fuertemente y los músculos se contraen. Todas las alteraciones orgánicas, cuando se prolongan:

Alteran el ritmo circadiano.
Originan fatiga mental y muscular.
Impiden los procesos de recuperación orgánica.
Alteran los procesos metabólicos.
Respuestas ante situaciones de estrés.

Las enfermeras/os, al igual que los pacientes y los familiares, consciente o inconscientemente amplían elementos para minimizar los efectos del estrés, valorando la situación amenazante y actuando sobre el dominio de las emociones en dos dimensiones que son de ayuda para otras personas, con terapias que deriven sentimientos perturbadores a espacios de prácticas de liberación de energía, como forma de prevención de la enfermedad y de centrarse en los síntomas para buscar solución inmediata, pero sin desatender a la persona, sin descuidar al paciente.

Recomendaciones para enfermeras/os en situaciones estresantes

- **Manejo de problemas.** Los conflictos están a la orden del día, son parte del convivir, es una forma específica de crear nuevos espacios y nuevas oportunidades; son comienzos de aflicciones, pero también pueden ser la ocasión de desarrollo personal y profesional. Por lo

tanto, se los canaliza creativamente, flexibilizando las situaciones sin dar espacio a las reacciones de negación.
- **Empatía.** Indispensable en enfermería, permite la instauración de espacios de comprensión y aceptación del otro. No resulta cómodo conjeturar y juzgar cómo es la naturaleza ajena, pero se deben comprender los comportamientos para responder solidariamente, según las circunstancias.
- **Autoconocimiento.** La imagen como una concepción teórica y tangible en la profesión de enfermería, en ocasiones tiene modificaciones respecto a las perspectivas propias de identidad como enfermeros y cumpliendo otros roles a la vez, captar el propio ser, conocer las fortalezas, debilidades, actitudes, valores y aficiones. Consiste en identificar los recursos personales para lograr conectarse en momentos de adversidad.
- **Relaciones Interpersonales.** Cada día, los profesionales de **enfermería** tienen contacto con varias personas, con situaciones momentáneas de dificultad o tranquilidad. Desde las etapas formativas, van aprendiendo cómo relacionarse de forma positiva, aunque haya situaciones tóxicas o estresantes, por lo tanto, es fácil establecer y conservar relaciones interpersonales significativas.
- **Manejo de emociones y sentimientos.** Manejar emociones se convierte en una habilidad progresiva para las enfermeras/os, porque identifica sus emociones, usa las emociones, entiende sus emociones y regula las emociones, reconociendo que las emociones son valiosas para crear espacios afectivos de interrelación con los demás.
- **Toma de decisiones.** Es una situación enmarcada en la búsqueda de soluciones minimizando riegos. En enfermería, son las alternativas de acciones influenciadas por la posibilidad de resultados actuales, en la propia vida y la de otros.

Técnicas rápidas experienciales para mejorar las situaciones de estrés
- No centrarse en el problema.
- Alejarse de personas tóxicas.
- Realizar ejercicios respiratorios.
- Aplicar técnicas de meditación.

Implicación emocional en la práctica de enfermería

Tener actitud emocional durante el ejercicio de las actividades, es realmente elevar la calidad de vida del binomio enfermera/o-usuario, fomentando relaciones interpersonales positivas.

Considerando que antiguamente los cuidados de enfermería carecían de ciencia, pero se afirma, cargados de bondad, precisamente no fueron ejecutados sólo por enfermeras, sino que las personas atendían los procesos de enfermedad de sus allegados.

Actualmente la profesión de enfermería tiene implícita la connotación científica, direccionada a brindar cuidados enfermeros poniendo énfasis en satisfacer las necesidades básicas que se relacionan con la situación del bienestar físico –psicológico y relacional, con características propias de hacer conciencia de cómo expresar los sentimientos, ser capaz de expresar con libertad las emociones y hacer de cada espacio laboral momentos felices e inigualables.

Relación interpersonal

Son momentos propios de interacción, caracterizados por la adecuada percepción del ambiente en seres humanos con equilibrio emocional, experiencias vividas y el entorno. En enfermería es indispensable el diálogo que desencadena en información, proceso necesario para la relación enfermera-paciente, derivando cuidados óptimos. Por cuanto los profesionales de enfermería crean el espacio de armonía, sobre el resultado de las operaciones de interrelación, se sustentan algunas teorías de enfermería, como son: Melanie Klein, que contribuyó con la descripción del mundo emocional de sus pacientes. Joyce Travelbee plantea que a medida que el proceso de interacción progresa hacia la relación de afinidad, se obtiene el potencial necesario para una relación terapéutica, y Evelyn Tomlin, Helen Erickson y Mary Swain, quienes a partir de teorías psicológicas, cognitivas y biológicas, fundamentan la denominada "Teoría del modelado o modelado de roles", donde se recoge que éste se produce cuando la enfermera acepta y entiende a su cliente. En conclusión, el uso de las teorías facilita el progreso de la interacción, la empatía y el rapport, cuidando estereotipos verbales y no verbales desde el primer contacto con el paciente.

Cabe recalcar que la relación con el paciente implica estar bien emocionalmente. Es una situación circunstancial de la actividad diaria, cumpliendo objetivos relacionados con procesos mórbidos y sociales.

Las enfermeras/os deben identificar los focos de estrés, reducir la carga de preocupaciones y reflexionar que la vida puede volverse rutinaria, favoreciendo el acumulo de tensión, presentando alteraciones fácilmente modificables dependiendo del equilibrio psicológico; el estrés es el resultado de la adaptación del cuerpo y la mente.

Aplicación del modelo de Callista Roy como herramienta para favorecer procesos adaptativos al estrés

"Para Roy, la filosofía tiene dos connotaciones básicas. La primera se refiere a los procesos de encontrar significados a través del análisis, y la segunda se refiere a compartir valores, creencias y metas. La perspectiva filosófica afecta aquello sobre lo cual la persona se interesa, se da cuenta y comprende". (20)

Según Roy, manifiesta que las respuestas adaptativas favorecen la integridad de la persona, específicamente en los campos de crecimiento y desarrollo y el logro de objetivos en el transcurso de la superveniencia. Enfatiza que es una herramienta relativa a la condición de aceptación o manejo de cómo intervenga en sus labores asistenciales para afrontar el estrés.

Existen mecanismos innatos y adquiridos. Es decir, estímulos focales, considerados aquellos que permiten la realización de funciones equilibradamente, considerados internos y externos, dependiendo del nivel de afectación.

También los factores del entorno en circunstancias de estímulos de contexto y los residuales que seleccionan la esencia de la vida.

Los mecanismos innatos de afrontamiento y las prácticas experienciales de vida son factores que desligan reacciones a estímulos condicionados o no, reflejando reacciones particulares en cada persona.

Es importante que el personal de enfermería ejecute la guía de los modos adaptativos de la teoría de Roy, para vincularse a fortalecer mediante el plan estructurado de cuidados, situaciones ineficaces experimentadas por una persona, para valorar las conductas.

Modos adaptativos de Roy, en el afrontamiento del estrés

Modo fisiológico de adaptación

Implica la valoración precisa de los enfermeros que se enfrentan a personas con cierto grado de estrés y presentan cambios evidentes en la conducta, alterando el ciclo salud-enfermedad y presentando reacciones fisiológicas.

La fundamentación teórica es decisiva en la explicación educativa entre enfermera-paciente, para dar consuelo y serenar a la persona con alteración de su estado psicoafectivo.Mediante un plan de acción de enfermería, se diseña la estructura para ejecutar el cuidado y el cómo reconocer la propia persona las reacciones ante los estímulos, cuya finalidad se inserta en el uso de técnicas de control de reacciones vitales y disminuyen la estimulación simpática del sistema nervioso autónomo.

La activación y conjugación de los neurotransmisores, aumenta el proceso fisiológico de la respiración, frecuencia cardiaca, sudoración y presión arterial.

El personal de enfermería conoce técnicas de relajación y respiración profunda para ofrecer a las personas, contribuyendo a ayudar a la persona a reconocer y manejar su propia reacción estresante.

Modo de adaptación del autoconcepto de grupo
Considerar en el ser humano el cuidado oportuno de los aspectos psicológicos, espirituales, autoestima, unidad auto concepto y el propósito de hacer presencia terrena.

La enfermera asiste en el reconocimiento circunstancial de disponibilidad y de centrar las intervenciones que fortalecerán el equilibrio, minimizando la debilidad y el temor, siendo necesario el logro eficaz y positivo de estabilidad.

Modo de adaptación de desempeño de rol
Fundamental que el ser humano asimile sin temor el rol personal dentro de la sociedad, conociendo limitaciones y entendiendo los comportamientos que cada individuo presenta en las interrelaciones sociales.

La enfermera debe promover la pausa activa, cuando valora y analiza que el individuo está afectado por factores estresantes y estresores, permitiéndole que exprese la situación. Las acciones de enfermería se enfocan a identificar la posición del ser humano en el círculo social diario, escenificando la esencia de sus funciones, las cuales debe cumplir sin afectación de su capacidad de respuesta y tolerancia, para evitar la sobrecarga, evitando la afectación emocional llamada estrés.

Modo de adaptación de la interdependencia
Considerar la interdependencia como núcleo de adaptación ante situaciones difíciles, permite que el afectado busque la relación de acompañamiento de otros individuos; la enfermera detecta los inconvenientes para paliar los conflictos.

El rol de la enfermera es fundamental para minimizar el estrés sin desatender otros procedimientos más delimitados, los cuales favorecerán a conseguir el objetivo primordial que va regido principalmente al concepto de adaptación de la persona y su entorno.

A modo de conclusión, el personal de enfermería que asiste a las personas con algún proceso patológico del estado mental, debe considerar su propio equilibrio para mantenerlo en armonía con la acción que desempeña. La práctica de los cuidados y el desarrollo profesional de la enfermería, va en continuo perfeccionamiento. Actualmente, como especialidad, permitiendo a las enfermeras y enfermeros llenar espacios laborales con conocimientos propios e independientes. El estrés es un transcurso de emociones y acciones complejas y una experiencia particular urgente. La capacidad de adaptarse al medio y a las personas, así como las formas de percibir lo que nos rodea, nos hace únicos e indivisos.

BIBLIOGRAFÍA

1. Real Academia Española. (2001). Disquisición. En Diccionario de la lengua española (22.a ed.). Recuperado de: http://buscon.rae.es/draeI/SrvltConsulta?TIPO_BUS=3&LEMA=disquisici%F3n

2. Organización Mundial de la Salud. http://www.who.int/topics/nursing/es/

3. **Henry Wadsworth Longfellow.** *Las obras poéticas de H.W. Longfellow.* Collins Clear-Type Press, 1919.

4. **Mercedes Guhl.** *Florence Nightingale: la dama de la lámpara.* Panamericana Editorial, 2005.

5. **Teresa María Molina.** *Historia de la Enfermería.* Inter médica, 1973. Segunda Edición.

6. **Consejo internacional de Enfermería.** *Código Deontológico del CIE para la profesión de Enfermería.* 2012.

7. **Vicente Martínez Vizcaíno.** *Enfermería y Sociedad. Investigación en Enfermería.*

8. **Eseverri Chaverri, Cecilio.** *Enfermería facultativa: reflexiones filosófico-éticas.* Ediciones Díaz Santos, S.A. 2006.

9. **Alexandre Ortiz Ocaña.** *Pedagogía y docencia universitaria. Hacia una didáctica de la Educación Superior.* Ediciones CEPEDID, Tomo 1. 2009.

10. **José Luis Medina Moya.** *La pedagogía del cuidado: Saberes y prácticas en la formación universitaria en enfermería.* 2014.

11. **José Luis Medina Moya.** *La docencia universitaria mediante el enfoque aula invertida.* 2016. Editorial Octaedro.

12. **Rocío del Carmen Guillén Velasco. Carlos García Fuentes.** *La naturaleza filosófica de la enfermería.* Editorial el Manual Moderno.

13. **José Luis Medina Moya.** *Deseo de Cuidar y Voluntad de Poder.*

14. **David Ballesteros Ferrando. Concepción Fuentes Pumarola.**

15. **Ana María Sánchez García.** *El prácticum en enfermería: una propuesta de desarrollo del proyecto docente.* https://www.uclm.es/ab/enfermeria/revista/numero%2015/numero15/pr%E1ctica_educativa_y_pr%E1ctica_de.htm

17. **Martha Raile Alligood. Ann Marriner Tomey.** *Modelos y teorías de en Enfermería.* Séptima edición.

18. **José Cabrera Forniero. José Carlos Fuertes Rocañin. Calixto Plumead Moreno.** *Enfermería Legal.*

19. **Genoveva Granados Gámez. Miguel Sánchez Bujaldon.** *Enfermería en Salud Mental.* http://es.calameo.com/books/004343175283d3d3dcac1

20. **Carlos Mingote Adán. Santiago Pérez García.** *Estrés en Enfermería, el cuidado del cuidador.*

21. **María del Carmen Gutiérrez.** *Adaptación y cuidado en el ser humano. Una visión de enfermería.*

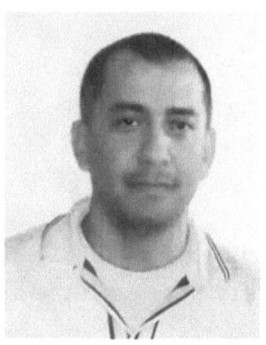

AUTOR

Lic. Humberto Elizalde Ordoñez.
Magister en Enfermería Clínica y Quirúrgica.

Biografía:
Humberto Elizalde Ordoñez.
Loja, Ecuador.
28 de agosto de 1970.

Estudios:
Escuela Dr. Francisco Xavier Trujillo Maldonado.
Colegio Particular Eloy Alfaro Delgado.
Pregrado:
Universidad Técnica de Machala.
Universidad Tecnológica San Antonio de Machala.
Postgrado:
Universidad Nacional de Loja.
Universidad Católica Santo Toribio de Mogrovejo. Chiclayo, Perú.

Títulos:
Licenciado en Enfermería.
Licenciado en Ciencias de la Educación. Especialización en Ciencias Naturales.
Magister en Enfermería Clínica.

Magister en Enfermería Quirúrgica.
Egresado de la Carrera de Psicología Clínica.
Cursando Doctorado PhD en Enfermería en la Universidad Católica Santo Toribio de Mogrovejo. Chiclayo, Perú.

Experiencia Laboral:
Líder de Procesos de Enfermería, Hospital Luis Moscoso Zambrano de la Ciudad de Piñas, liderando Servicios de Hospitalización por un lapso de 12 años.
Ex Docente titular de la carrera de Enfermería, Universidad Técnica de Machala.
Cátedras: Enfermería Clínica I – Enfermería Quirúrgica II.
Ex Docente titular de la Carrera de Enfermería, Universidad Católica de Cuenca.
Cátedras: Atención de Enfermería al adulto y adulto mayor – Farmacología Clínica – Anatomía Humana.
Ex Docente titular de la carrera de Enfermería, Universidad Técnica de Ambato.
Cátedras: Epidemiología – Atención Clínica al adulto mayor.
Docente a tiempo completo de la Carrera de Enfermería de la Universidad de Cuenca.
Cátedra: Clínico Quirúrgico I.

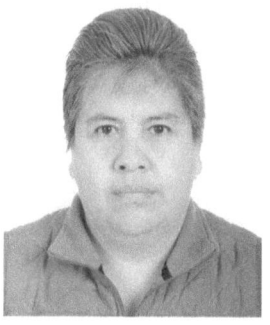

Co.Autor

**Lic. Amparito Rodríguez Sánchez.
Magister en Investigación en Salud.**

Biografía:
Dolores Amparito Rodríguez Sánchez.
Provincia Azuay-Cantón, Santa Isabel.
07 de mayo de 1968.

Estudios:
Ricardo Márquez Tapia.
Superior: Universidad de Cuenca.

Títulos:
Profesora de Educación Básica.
Licenciada en Enfermería.
Psicóloga Clínica.
Magister en Investigación de la Salud.
Diplomado Superior en Comunicación.

Experiencia Laboral:
Psicóloga Clínica en Centro especializado en atención a mujeres que viven violencia, Centros de atención de consumo de alcohol y drogas.

Perito de la Unidad Judicial del Cantón Cuenca, Provincia del Azuay.

Docente de la carrera de Enfermería de la universidad de Cuenca, Ecuador. Área de salud mental de psiquiatría.

Investigadora del proyecto "El feminicidio como consecuencia mortal de la violencia".

Investigadora del proyecto "Determinantes sociales de la salud en mujeres que viven violencia de género y sus consecuencias psicológicas en un centro especializado de atención". Azuay 2018-2020.

Directora del proyecto de vinculación "Prevención del consumo de drogas en las familias". Ricaurte, Ecuador, 2015-2017.

Codirectora del proyecto de vinculación "Influencia del Arteterapia en la autoestima de las mujeres que viven violencia de género". Azuay, 2018-2020.

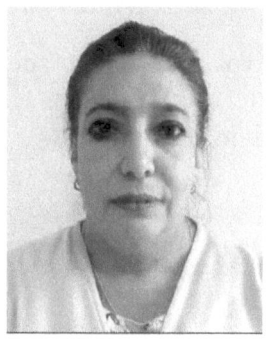

Co-Autor

Lic. Mayela Calle Ortiz.
Magister en Salud Pública.

Biografía:
Beatriz Mayela Calle Ortiz.
Provincia Cañar – Cantón, Cañar.
11 de agosto de 1961.

Estudios:
Escuela: Santa Rosa de Lima.
Colegio Nacional José Peralta.
Pregrado:
Universidad de Cuenca.
Postgrado:
Universidad de Cuenca.

Títulos:
Licenciada en Enfermería.
Magister en Salud Publica.
Diplomado en Ciencias de la Educación.
Diplomado Superior y Comunicación.

Experiencia laboral:
Enfermera del área de cuidados intensivos y pediátricos del Hospital Vicente Corral Moscoso.
Docente a tiempo completo Universidad de Cuenca.

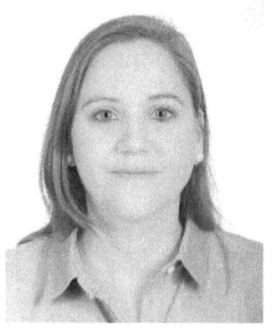

Co-Autor
Lic. Francisca Burgueño Alcalde.
Magister en Enfermería, Mención Gestión del Cuidado.

Biografía:
Francisca Burgueño Alcalde.
Santiago de Chile.
1 de enero de 1986.

Estudios:
Greenhouse School, Temuco, Chile.
Superior: Universidad de la Frontera, Temuco, Chile.

Títulos:
Licenciada en Enfermería.
Enfermera Universitaria.
Postítulo en el manejo de heridas y ostomías.
Magister en Enfermería, mención Gestión del Cuidado.

Experiencia Laboral:
Enfermera Asistencial de las áreas de cirugía, Paciente crítico adulto y Emergencia del Hospital de Nueva Imperial, Chile.
Ex - Docente de la carrera de Enfermería de la Universidad Santo Tomás. Temuco, Chile.
Docente de la carrera de Enfermería de la Universidad de Cuenca, Ecuador.

Investigadora del proyecto "Determinantes sociales de la salud en mujeres que viven violencia de género y sus consecuencias psicológicas en un centro especializado de atención".

Directora del proyecto de vinculación "Influencia del Arteterapia en la autoestima de las mujeres que viven violencia de género". Azuay, 2018-2020.

Directora del proyecto de vinculación "Atención de Enfermería al adulto mayor con diabetes e hipertensión en el centro de envejecimiento activo del IESS". Azuay, 2015-2017.

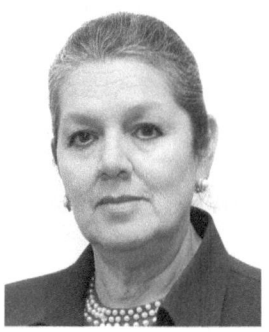

Co-Autor

Lic. Narcisa Eugenia Cumanda Arce Guerrero.
Magister en Gerencia en Salud para el desarrollo local.

Biografía:
Narcisa Eugenia Cumanda Arce Guerrero.
Zaruma El Oro, Ecuador.
Fecha de Nacimiento: 27/ febrero /1959

Estudios:
Escuela UNESCO de la Ciudad de Azogues
Colegio Luis Cordero de la Ciudad de Azogues
Pregrado:
Universidad de Cuenca.
Postgrado:
Universidad Técnica Particular de Loja.
Instituto C.I.S.A.N Roma - Italia

Títulos:
Licenciado en Enfermería.
Especialista en Neonatología y Reanimación.
Magister en Gerencia en Salud para el Desarrollo Local.
Diplomado Superior en Educación Universitaria en Ciencias de la Salud

Experiencia Laboral:
Enfermera Fundadora del Área de Neonatología del Hospital Homero Castenier Crespo
Enfermera líder del Área de Neonatología del Hospital Homero Castenier Crespo
Docente Titular de la Carrera de Enfermería de la Universidad de Cuenca.